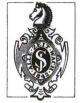

K. H. Leitz

Zugangswege in der Gefäßchirurgie

Mit 177 Abbildungen

Springer-Verlag
Berlin Heidelberg New York 1981

Prof. Dr. med. K. H. Leitz
Leiter der Abteilung Koronarchirurgie
Klinik für Thorax-, Herz- und Gefäßchirurgie
der Universität Göttingen
Robert-Koch-Straße 40
D-3400 Göttingen

ISBN-13: 978-3-642-47479-8   e-ISBN-13: 978-3-642-47477-4
DOI: 10.1007/978-3-642-47477-4

CIP-Kurztitelaufnahme der Deutschen Bibliothek
Leitz, Knut H.:
Zugangswege in der Gefäßchirurgie / K. H.
Leitz. – Berlin, Heidelberg, New York:
Springer, 1981.
ISBN-13: 978-3-642-47479-8

2121/3130-543210

Geleitwort

Die Entwicklung neuer Materialien und Techniken für die Gefäßchirurgie hat den Horizont der gesamten Chirurgie in ungeahnter
Weise erweitert und befruchtet. Stand früher im wesentlichen die
sachgemäße Versorgung von Gefäßen im Vordergrund, so bieten
sich heute zahllose Möglichkeiten einer Rekonstruktion der Blut-
strombahn und darüber hinaus der Schaffung neuer Blutwege bis
hin zum Anschluß transplantierter oder künstlicher Organe. Kein
Zweig unseres Faches ist hiervon ausgeschlossen. Wenn sich auch
besondere Schwerpunkte der Gefäßchirurgie entwickelt haben, so
muß doch jeder Operateur zumindest die sein eigenes Interessen-
gebiet betreffenden Gefäßeingriffe beherrschen. Insofern mutet der
hier und da geäußerte Alleinvertretungsanspruch für die gesamte
Gefäßchirurgie kurios an.

Viele Chirurgen sind von dieser stürmischen Entwicklung über-
holt worden, während andere mangels Weiterbildungsmöglichkei-
ten oder eines geeigneten Krankengutes Mühe haben, diesen Fort-
schritt mitzuvollziehen. Diese Hemmnisse zu überwinden, hat sich
der Autor ausdrücklich zum Ziel gesetzt.

Die Gefäßchirurgie – wie jede andere operative Tätigkeit – steht
auf drei Säulen. Einmal muß der gegenwärtige Stand des Wissens
über die Möglichkeiten und Grenzen der Gefäßchirurgie vorhanden sein. Dann gilt es, die im Grunde einfachen, wenn auch durch
besondere Sorgfaltspflicht gezeichneten Methoden der atraumatischen Handhabung von Gefäßen und deren Naht zu erlernen und
schließlich muß der Zugriff zum Gefäßsystem „sitzen", das heißt,
eindeutig, zweckmäßig und schonend sein. Diesem letzteren Ziel
dient dieses Werk.

Der Autor bezieht seine Kenntnisse allesamt aus der eigenen
operativen Erfahrung an allen Verzweigungen des Gefäßsystems,
die er beim Aufbau eines kardiovaskulären Schwerpunktes an
einem modernen Großklinikum erworben hat. Eine ideale Zusammenarbeit mit allen maßgeblichen chirurgischen Nachbarkliniken,
wie Traumatologie, Allgemein- und Transplantationschirurgie,
Urologie und Neurochirurgie sowie den konservativen Partner-
disziplinen Angiologie, Nephrologie und Neurologie vermittelten
ihm ungewöhnlich reiche Gelegenheit auf allen Gebieten des
Gefäßsystems als Operateur, Lehrer und Berater tätig zu sein. Insofern ist es ein Werk aus der Praxis für die Praxis der Gefäßchirurgie
und wird all den Chirurgen dienlich sein, die Nachholbedarf oder
den Wunsch nach Horizonterweiterung verspüren sowie jenen, die

im Zusammenhang mit ihrer eigentlichen Tätigkeit im Fach der Chirurgie mit vaskulären Problemen konfrontiert sind. Es füllt eine deutliche Lücke, nicht nur in der deutschsprachigen, sondern darüber hinaus in der gesamten Weltliteratur und es steht daher zu erwarten, daß dieses Werk beträchtliche Beachtung findet.

Für die hannoversche Schule, der der Autor entstammt, die das Werk befruchtet hat und es mit Freude wachsen sah, ist es ein Bedürfnis, ihm weite Anerkennung und Verbreitung zu wünschen.

HANS G. BORST

Vorwort

Im Gegensatz zur Organchirurgie, die sich anatomisch an bestimmten Regionen orientiert, erfordert die Gefäßchirurgie eine umfassende Kenntnis aller anatomischen Bezirke, da Blutgefäße im gesamten Organismus anzutreffen sind. Während operative Technik und Indikation zum gefäßchirurgischen Eingriff in umfassenden Werken dargestellt sind, kommt eine detaillierte Beschreibung der Zugangswege und Eingehen auf anatomischen Besonderheiten dabei meist zu kurz. Aber gerade diese Kenntnisse sind notwendig, um jungen Chirurgen in Aus- und Weiterbildung die Scheu zu nehmen, sich mit den standardisierten Techniken zu beschäftigen. Dabei befällt diese Scheu nicht nur junge Chirurgen; denn jedes anatomische Wissen, das man nicht jeden Tag wieder abruft, muß von Zeit zu Zeit neu erarbeitet werden. Hierbei möchte dieses Buch helfen.

Das Buch wendet sich noch aus einem anderen Grund an Fachkollegen in der Ausbildung. Die modernen Ausbildungskonzepte lassen die morphologische Betrachtungsweise immer mehr in den Hintergrund treten, so daß junge Chirurgen oft einfache anatomische Zusammenhänge nicht mehr kennenlernen. Mit diesem Buch soll ihnen Gelegenheit gegeben werden, ihr anatomisches Wissen aufzufrischen und zu erweitern.

Es wurde bewußt darauf verzichtet, „allzuviel Anatomisches" ausführlich darzustellen, da es sich in Lehrbüchern der Anatomie nachschlagen läßt. Jedem Kapitel ist zur Orientierung eine knappe anatomische Beschreibung vorausgestellt, wobei auf die topographischen Beziehungen besonderer Wert gelegt wird. Anschließend wird ebenfalls in jedem Kapitel knapp auf die Gefäßvarietäten eingegangen. Das Buch beginnt mit der Beschreibung der Zugangswege zur thorakalen Aorta und ihren Ästen, zeigt dann die Darstellung der Gefäße der oberen Extremität auf und demonstriert schließlich, wie die Bauchaorta und ihre Äste sowie die Gefäße der unteren Extremität freigelegt werden. Da im Extremitätenbereich tiefe Venen und Arterien in einem gemeinsamen Gefäß-Nerven-Bündel verlaufen, ist die Freilegung der Arterie identisch mit der der tiefen Vene. Im Text ist dieser Umstand nicht überall expressis verbis berücksichtigt. Jede tiefe Vene ist aber im Schlagwortverzeichnis mit aufgeführt, so daß eine rasche Orientierung möglich sein sollte, wie eine spezielle Arterie oder tiefe Vene chirurgisch freigelegt werden kann. Da die oberflächlichen Extremitätenvenen sowie die tiefen Stammvenen nicht mit den Arterien verlaufen, sind

hierfür besondere Abschnitte vorgesehen. Das Kapitel über die
Freilegung der V. cava superior sowie der A. pulmonalis befindet
sich am Schluß der Abschnitte, die die Darstellung der thorakalen
Gefäße beschreiben; das Kapitel über die V. cava inferior sowie
die V. portae bildet den Abschluß der Beschreibung über die
Freilegung der abdominalen Gefäße. Die Freilegung der oberflächlichen Extremitätenvenen ist im letzten Kapitel des Buches
beschrieben.

Die Exposition einer Gefäßregion hängt oft auch von der Indikation ab. So erfordern z.B. alle Notfallsituationen weite Freilegungen, um rasch den Blutstrom proximal und distal der Verletzungsstelle unter Kontrolle zu bekommen. Im Text wird versucht, diesem Umstand Rechnung zu tragen, doch wird bewußt
darauf verzichtet, alle Freilegungen hinsichtlich bestimmter Indikationen ausführlich darzustellen. Vielmehr will das Buch im Sinne
eines Kochbuches durch Bild und Wort eine schnelle Übersicht
vermitteln und aufzeigen, wie eine bestimmte Gefäßregion am günstigsten dargestellt wird.

Mein herzlicher Dank gilt den beiden Zeichnern, Herrn
A. CORNFORD, Rheinheim-Zeilhard, sowie Herrn E. THEEL, Hannover, für ihre freundschaftliche Zusammenarbeit. Außerdem möchte
ich mich bei meinen Sekretärinnen, Frau OHLROGGE-PLINKE,
Hannover, sowie Frau CLAUS, Göttingen, für die Unterstützung
bei den Schreibarbeiten bedanken. Der Springer-Verlag hat mich
sachkundig beraten und ist mir in großzügiger Weise entgegengekommen.

Göttingen, Herbst 1980   K.H. LEITZ

Inhaltsverzeichnis

1 Zugang zur Aorta thoracica

Dorsal und rechts der A. pulmonalis entspringt die Aorta ascendens als Ausfluß-rohr des linken Ventrikels. Zunächst wendet sie sich im leicht nach rechts und vorn gerichteten Bogen gegen die Articulatio sternoclavicularis und geht nach Abgang des Truncus brachiocephalicus in den Aortenbogen über. Das Anfangsstück der Aorta ascendens liegt im Pericard. In diesem Bereich entspringen die einzigen Äste der ascendierenden Aorta, die Coronararterien. Die Pericardumschlagsfalte findet sich in wechselnder Höhe zwischen Sinus Valsalvae und Truncus brachiocephali-cus. Der nicht vom Pericard bedeckte Teil der Aorta ascendens ist beim Erwach-senen von Thymusresten überlagert. Der Aortenbogen – die Verbindung zwischen ascendierender und descendierender Aorta – liegt immer außerhalb des Pericards.
Er beschreibt einen in fast sagittaler Richtung gelegenen cranialwärts konve-xen, kaudalwärts konkaven Bogen, der auf dem linken Hauptbronchus reitet. Der Scheitel des Aortenbogens projiziert sich beim Erwachsenen etwa auf das linke 1. Sternocostalgelenk. Von der Konvexität entspringen die Äste des Aortenbogens hintereinander, der Truncus brachiocephalicus, die linke A. carotis communis und die linke A. subclavia. Am weitesten ventral nimmt der Truncus brachiocephalicus seinen Ursprung, der vor und rechts der Trachea gegen die obere Thoraxapertur verläuft. Nur wenige Millimeter dorsal des Truncus brachiocephalicus zweigt die linke A. carotis communis ab, die links der Trachea in den Hals übertritt. Am wei-testen dorsal entspringt die A. subclavia, die sich im Halsbereich durch die Skale-nuslücke nach ventral wendet. Distal der linken A. subclavia geht der Aortenbogen in die Aorta descendens über, die anfangs lateral auf der Brustwirbelsäule, weiter distal direkt ventral vor den Brustwirbeln zu finden ist. Begleitet wird die Aorta descendens vom Ösophagus, der zunächst rechts von ihr liegt, dann aber nach vorn verläuft, so daß in Durchtrittshöhe des Zwerchfells der Ösophagus ventral und links der Aorta zu liegen kommt. Aus der Aorta entspringen Intercostal- und Bron-chialarterien. Rechtsseitig ist meist nur ein Ramus bronchialis, links dagegen sind häufiger zwei angelegt. Die rechtsseitigen Rami bronchiales entspringen gewöhn-lich aus Intercostalarterien, die linksseitigen direkt aus der Aorta. Im Regelfall ver-laufen die rechtsseitigen Rami bronchiales dorsal der Speiseröhre zur Trachealbi-furkation. Aus der Aorta thoracica entspringen segmental links und rechts je 10 In-tercostalarterien zwischen dem 5. thorakalen und dem 1. Lumbalwirbel.
Die hier dargestellten Verhältnisse des Aortenbogens findet man ungefähr bei 70% der Patienten [94]. Häufigste Variationsformen (23%) zeigt die linke A. carotis communis, die mit dem Truncus brachiocephalicus einen gemeinsamen Ursprung hat oder aus ihm entstehen kann. Truncus bicaroticus oder brachiocephalicus com-munis sind selten. Bei weniger als 0,1% der Patienten kommt es durch Persistenz der rechten 4. Kiemenbogenarterie zum rechtsläufigen Aortenbogen. Ringbildun-gen durch Verdoppelungen des Aortenbogens oder durch rechtsläufigen Aorten-bogen mit linksseitigem Ductus arteriosus Botalli sind ebenfalls selten, können

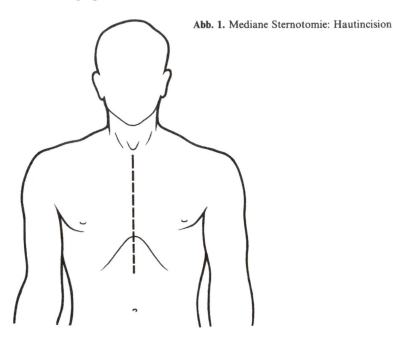

Abb. 1. Mediane Sternotomie: Hautincision

aber zu lebensbedrohlichen Situationen bei Säuglingen und Kleinkindern durch Kompression von Luft- und Speiseröhre führen [68, 151].

1.1 Zur Aorta ascendens

Durch Längsspaltung des Brustbeins erhält man Zugang zur ascendierenden Aorta. Dieser Zugang ist 1897 von MILTON [111] angegeben worden. Der Patient liegt mit rechts anliegendem Arm auf den Rücken. Der linke Arm wird für Anästhesiezwecke benutzt. Der Operateur steht rechts vom Patienten. Die Hautincision verläuft in der Mittellinie von der Drosselgrube bis über den Processus xiphoideus (Abb. 1). Mit dem elektrischen Messer wird die Wunde bis auf das Periost des Sternums vertieft. Dabei muß absolut die Mittellinie eingehalten werden, da man sonst

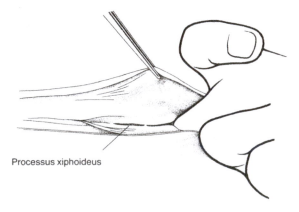

Processus xiphoideus

Abb. 2. Stumpfe Präparation, um die Sternumhinterfläche von präcordialem Gewebe zu befreien

Abb. 3. Durchtrennung des Sternums
mit oscillierender Säge

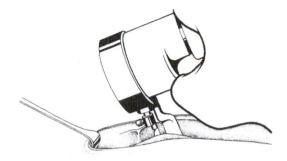

Gefahr läuft, die gesamte Sternumdurchtrennung falsch aufzubauen. Zur besseren Durchführung der Sternumdurchtrennung spalten wir die vordere Bauchwand in der Linea alba auf wenige Zentimeter. Den Schwertfortsatz incidiert man mit einer groben Schere, ebenso die am Schwertfortsatz hängenden Muskelfasern, so daß sich die Sternumhinterfläche stumpf mit dem Finger von präcordialem Gewebe befreien läßt (Abb. 2). In der Drosselgrube verfährt man ähnlich, d. h. man befreit stumpf mit dem Finger das Manubrium dorsal vom mediastinalem Gewebe. Das Ligamentum interclaviculare wird dabei elektrisch incidiert. Am einfachsten wird das Brustbein mechanisch mit einer oscillierenden Säge durchtrennt (Abb. 3).

Alternativ kann der Lebsche-Meißel oder die Gigli-Säge benutzt werden, die in caudo-cranialer Richtung geführt wird. Um Verletzungen der Pleura zu vermeiden, ist es vorteilhaft, während des Sägevorganges Apnoe einzuhalten. Die Periostgefäße werden koaguliert (Abb. 4), Blutungen aus dem Mark durch geringe Menge Wachs gestillt (Abb. 5). Nach Einsetzen eines Thoraxspreizers lassen sich beide Pleuraumschlagsfalten stumpf vom Pericard abschieben. Wird dabei eine Pleurahöhle eröffnet, muß sie später drainiert werden. Über Overholt-Klemmen wird der Thymus gespalten. Um die linke V. brachiocephalica nicht zu verletzen, ist es oft vorteilhafter, zunächst die Vene aus dem Thymusrest freizupräparieren und dann

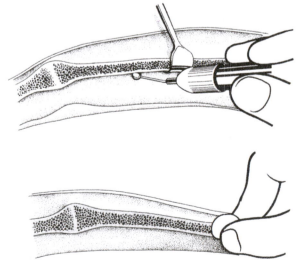

Abb. 4. Koagulation der Periostgefäße

Abb. 5. Markblutungen werden mit
Knochenwachs gestillt

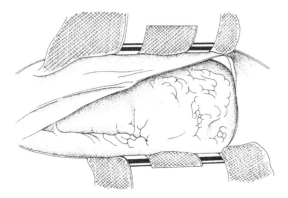

Abb. 6. Pericardteileröffnung

erst den Thymus zu spalten. Das Pericard wird längsgespalten (Abb. 6) und Pericardflüssigkeit abgesaugt. Das Gewebe zwischen A. pulmonalis und Aorta ascendens wird daraufhin vorsichtig incidiert und die Aorta stumpf umfahren (Abb. 7 u. 8). Bei diesem Manöver muß auf die dorsal der Aorta verlaufende rechte A. pulmonalis geachtet werden.

Mittels Längssternotomie lassen sich die in Abb. 8 u. 9 dargestellten Gefäße freipräparieren: Die Aorta ascendens, der Stamm der A. pulmonalis, die linke V. brachiocephalica mit deren Einmündung in die V. cava superior, der Ursprung der V. cava superior und die Anfangsstrecke des Aortenbogens mit Abgang des Truncus brachiocephalicus sowie der linken A. carotis communis.

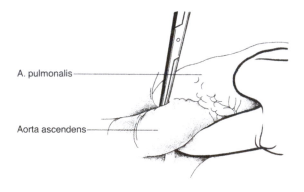

A. pulmonalis

Aorta ascendens

Abb. 7. Stumpfes Umfahren der Aorta ascendens

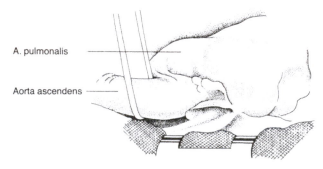

A. pulmonalis

Aorta ascendens

Abb. 8. Die Aorta ascendens ist angeschlungen

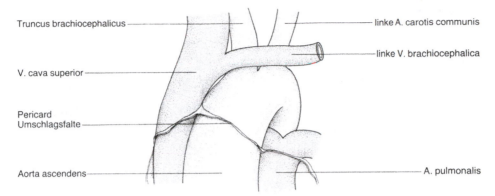

Abb. 9. Mittels medianer Längssternotomie darstellbare Gefäße

Bei der Präparation im Mediastinum muß auf die Nn. phrenici geachtet werden, die beidseits in der Membrana pleuropericardiaca enthalten sind und speziell links leicht bei der Präparation der Konkavität des Aortenbogens verletzt werden können. Rechts besteht keine so große Verletzungsgefahr des Nerven, da er dort an der Lateralseite der rechten V. brachiocephalica und V. cava superior entlangzieht, um dann auf das Pericard überzugehen (Abb. 10) [58].

Bei Traumen, AV-Fisteln oder sonstigen Notsituationen darf die linke V. brachiocephalica ligiert werden, da der venöse Kollateralkreislauf ausreicht [18]. Doch sollte man – wenn immer möglich – ihre Kontinuität wahren.

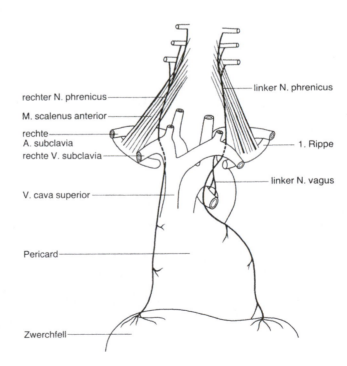

Abb. 10. Verlauf des N. phrenicus. (Nach GROBLER [58])

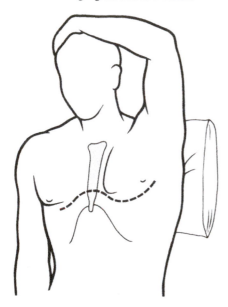

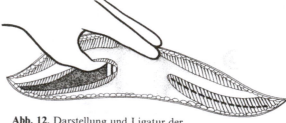

Abb. 12. Darstellung und Ligatur der
Vasa thoracica interna

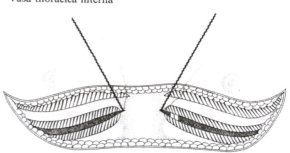

Abb. 11. Schnittführung bei bilateraler trans-
sternaler Thorakotomie

Abb. 13. Durchtrennen des Sternums
mit der Gigli-Säge

1.2 Zum Arcus aortae

Aufgrund seines anatomischen Verlaufes ist der Zugang zum gesamten Aortenbogen äußerst schwierig. Bei Traumen wie bei Bogenaneurysmen soll die bilaterale
Thorakotomie die beste Exposition bringen, weshalb sie als erster Zugang erwähnt
wird [51, 129, 139]. In der Literatur [153] wird die Türflügelincision ebenfalls noch
häufig beschrieben. Diese soll deshalb als 2. Methode aufgeführt werden. Schließlich bieten sich alternativ 2 Thorakotomien an, die Sternotomie und die linksseitige
Thorakotomie, ein Vorgehen, das ebenfalls in der Literatur empfohlen wird [129,
139]. Nachteilig wirkt sich bei dieser Methode jedoch aus, daß der Patient intraoperativ umgelagert werden muß.

1.2.1 Bilaterale transsternale Thorakotomie

Man unterlegt die linke Schulter des Patienten, der so in eine leicht rechtsseitige
Halbseitenlagerung mit Abduktion des linken Armes über den Kopf gebracht
wird. Dabei gelangt die Scapulaspitze weit nach ventral. Zunächst steht der Operateur rechts vom Patienten. Wenn an der descendierenden Aorta gearbeitet wird,
kann es jedoch vorteilhaft sein, auf die linke Seite zu wechseln. Die Hautincision
beginnt rechts in Höhe der Mamille, geht über den Körper des Sternums hinweg
und reicht linksseitig möglichst weit nach dorsal (Abb. 11). Bei Frauen wird immer
eine submammäre Schnittführung gewählt. Ventral wird der M. pectoralis auf der
Rippe durchtrennt, über die man in den Thorax eingehen will. Wie bei jeder Tho-

rakotomie lösen wir die Rippen aus dem Periost bzw. Perichondrium und incidieren die parietale Pleura. Besonders bei rechts ausladendem Aortenbogen kann es vorteilhaft sein, rechts im 3. ICR einzugehen, d. h. der Hautsubkutanlappen muß erst nach cranial hochpräpariert werden. Links reicht in den meisten Fällen der 4. ICR aus. Parasternal müssen die Vasa thoracica interna ligiert werden (Abb. 12), bevor man den Thoraxspreizer einsetzt, da sie sonst leicht einreißen. Das Sternum durchtrennen wir mit der Gigli-Säge (Abb. 13). Auch eine spitzwinklige Durchtrennung des Sternums ist möglich, um postoperativen Dislokationen vorzubeugen. Links lateral muß der M. serratus anterior ganz sowie der M. latissimus dorsi teilweise gespalten werden. Nach Einsetzen zweier Rippenspreizer und Abtrennen der Lungenspitze nach caudal läßt sich daraufhin das craniale substernale Gewebe mit dem Aortenbogen und dessen Abgängen überblicken, wobei durch Rotation des Tisches das Operationsgebiet ins Blickfeld gebracht werden muß. Je nach Situation muß das Pericard zusätzlich eröffnet werden.

1.2.2 Türflügelincision

Der Patient liegt mit nach oben gelegtem linken Arm auf dem Rücken. Der Kopf wird nach rechts gedreht. Die linke Schulter ist mit einem Kissen unterlegt. Zunächst führt man in oben dargestellter Weise eine mediane Sternotomie aus. Daraufhin wird der Hautschnitt in die linke Supraclaviculargrube erweitert (Abb. 14), wobei er etwa 1 cm cranial des Schlüsselbeines zu liegen kommt. Die am lateralen Ende des Hautschnittes auftauchende V. jugularis externa darf ligiert werden. Nach Durchtrennen des Subcutangewebes wie des Platysmas wird der Ansatz des M. sternocleidomastoideus am Schlüsselbein und Sternum abgelöst. Man stößt da-

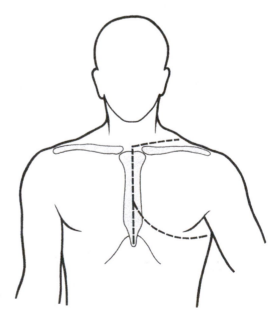

Abb. 14. Schnittführung bei der Türflügelincision von vorn

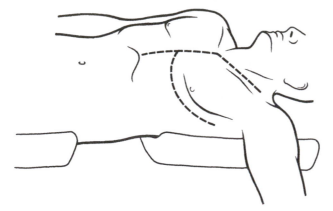

Abb. 15. Schnittführung bei der Türflügelincision von lateral

durch lateral der tiefen Halsmuskulatur auf den Zusammenfluß der V. jugularis interna und der V. subclavia. Auf die Einmündung des Ductus thoracicus sollte man achten. Ist man gezwungen ihn zu durchtrennen, muß dies mittels Ligaturen geschehen, um lästige postoperative Lymphfisteln zu vermeiden. Des weiteren sollte bei der Präparation größte Sorgfalt auf die Erhaltung des N. phrenicus verwendet werden, der auf dem M. scalenus anterior nach caudal verläuft (Abb. 10). Am besten schlingt man den Nerv an, zieht ihn nach lateral, so daß er bei der Durchtrennung des M. scalenus anterior nicht stört. Ist dieser Muskel durchtrennt, liegt der cervicale Anteil der linken A. subclavia frei (Abb. 39–41).

Sollte damit der distale Aortenbogen noch nicht die gewünschte Exposition liefern, empfiehlt sich eine anteriorlaterale Thorakotomie im Bett der 4. Rippe links (Abb. 15). Der Hautschnitt liegt dabei wieder submamillar. M. pectoralis major und M. serratus anterior werden durchtrennt, der M. latissimus dorsi teilweise incidiert. Um besser an die linke Seite gelangen zu können, sollte der Tisch maximal nach rechts rotiert werden. Die 4. Rippe wird aus Periost und Perichondrium gelöst und die parietale Pleura incidiert. In alle Wunden werden daraufhin Spreizer eingesetzt. Die Lunge wird mit einem feuchten Tuch bedeckt und mit einem Spatel nach caudal genommen. Aortenbogen, Truncus brachiocephalicus, linke A. carotis communis und die linke A. subclavia müßten optimal dargestellt sein. Bei der intrathorakalen Präparation sollten der N. vagus sowie der N. phrenicus geschützt werden.

Wir führen die Türflügelincision immer mit vollständiger Sternumlängsincision durch. Speziell in Notsituationen ist man somit schneller am gesuchten Gefäß. Nachteilige Instabilität des knöchernen Thoraxskeletes haben wir bei korrekt durchgeführten Thoraxverschlußmaßnahmen nicht beobachtet.

1.3 Zur Aorta descendens

Die Aorta descendens wird durch eine posterolaterale Thorakotomie links freigelegt. Der posterolaterale Schnitt ist identisch mit der Standardthorakotomie, ein Begriff, der von SWEET [152] geprägt wurde. Sollen die cranialen Teile der absteigenden Aorta exponiert werden, empfiehlt sich die Thorakotomie im Bett der 4. Rippe

Abb. 16. Lagerung zur posterolatera-
len Thorakotomie

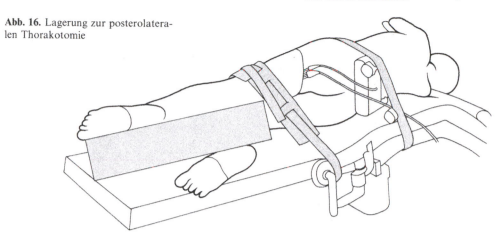

Abb. 16. Lagerung zur posterolatera-
len Thorakotomie

links, ist man hingegen an tieferen Gefäßteilen interessiert, sollte im Bett der 5.
bzw. 6. Rippe eröffnet werden.

Der Patient liegt streng auf der rechten Seite (Abb. 16). Zur Stabilisierung ist
das rechte Bein in Hüft- und Kniegelenk gebeugt. Das linke Bein ist gestreckt und
vom unteren durch ein Kissen getrennt. Die Hüfte ist am Operationstisch fixiert.
Unter der rechten Thoraxseite liegt eine Rolle bzw. ist der Operationstisch so ge-
knickt, daß der Ort der Hautincision den höchsten Punkt darstellt. Der rechte Arm
liegt rechtwinklig vom Patienten weg, wird auf einem Bänkchen gelagert und kann
zur Anästhesie benutzt werden. Der linke Arm wird nach ventral und cranial gezogen und an einer Halterung fixiert. Dadurch rotiert die Scapula nach lateral, so
daß der Abstand Scapulaspitze-Wirbelsäule größer wird.

Die Hautincision verläuft von 2 QF unterhalb der linken Mamille bogenförmig
zur Scapulaspitze, die sie caudal im Abstand von 3–4 cm passiert, um dann steil
zwischen Schulterblatt und Wirbelsäule nach cranial zu verlaufen (Abb. 17). Bei
Frauen wird man anterior die submammäre Schnittführung benutzen, evtl. muß
der Drüsenkörper nach cranial abpräpariert werden. Das Subcutangewebe wird
entsprechend dem Hautschnitt durchtrennt und evtl. der Subcutanmantel etwas
nach cranial und caudal unterminiert, um beim Verschluß des Thorax die Schich-

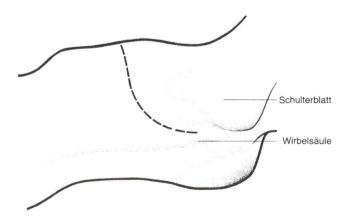

Schulterblatt

Wirbelsäule

Abb. 17. Dorsaler Teil der
Hautincision bei posterolate-
raler Thorakotomie

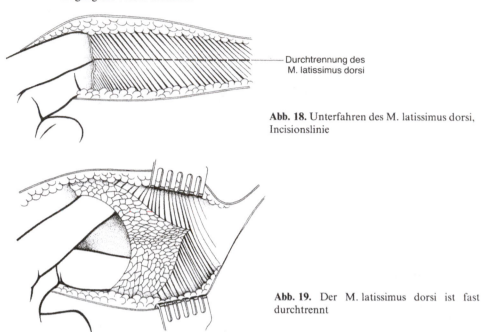

Abb. 18. Unterfahren des M. latissimus dorsi, Incisionslinie

Abb. 19. Der M. latissimus dorsi ist fast durchtrennt

ten besser erkennen zu können. Nachdem die anteriore Begrenzung des M. latissimus dorsi ausgemacht worden ist, wird dieser mit 2 Fingern unterfahren und elektrisch in seiner ganzen Länge durchtrennt (Abb. 18 u. 19). Die querverlaufenden Gefäße werden mit 2 Pean-Klemmen gefaßt und koaguliert. Dorsal ist es manchmal nötig, den M. trapezius bzw. den unter diesem liegenden M. rhomboideus major einzukerben. An der hinteren Begrenzung des M. serratus anterior incidiert man parallel zum Muskel dessen Fascie und stößt auf das knöcherne Thoraxskelet (Abb. 20). Mit der Hand läßt sich nun die Höhe der Incision bestimmen, indem paravertebral unter der Scapula nach cranial getastet wird (Abb. 21). Vorn kann man sich meist besser am Scalenusansatz orientieren. Dieser entspricht der 2. Rippe. Die erste Rippe läßt sich nur dorsal tasten. Die Höhe der Pleuraeröffnung wird da-

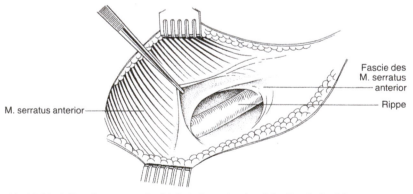

Abb. 20. Nach Durchtrennung des M. latissimus dorsi und der Fascie des M. serratus anterior liegt das knöcherne Thoraxskelet frei

Abb. 21. Abzählen der Rippen

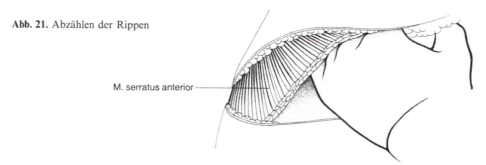

M. serratus anterior

durch bestimmt, daß die gewünschte Rippe markiert wird. Bevor deren Periost in ganzer Länge incidiert werden kann, muß der M. serratus anterior möglichst steil elektrisch durchtrennt werden (Abb. 22), wobei ventral in Höhe der gewünschten Rippe incidiert wird. Daraufhin spalten wir das Periost über der ganzen Rippe, schälen die Rippe mit einem Raspatorium aus (Abb. 23) und schneiden die so befreite parietale Pleura mit der Schere ein (Abb. 24). Die Pleura wird nun weiterhin nach ventral und dorsal eröffnet, wobei vorübergehende Apnoe eine Verletzung

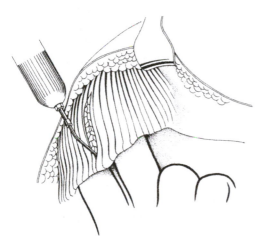

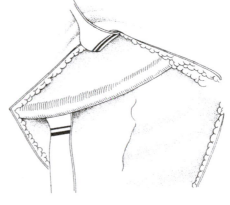

Abb. 22. Elektrische Durchtrennung des M. serratus anterior

Abb. 23. Auslösen der Rippe mit dem Raspatorium

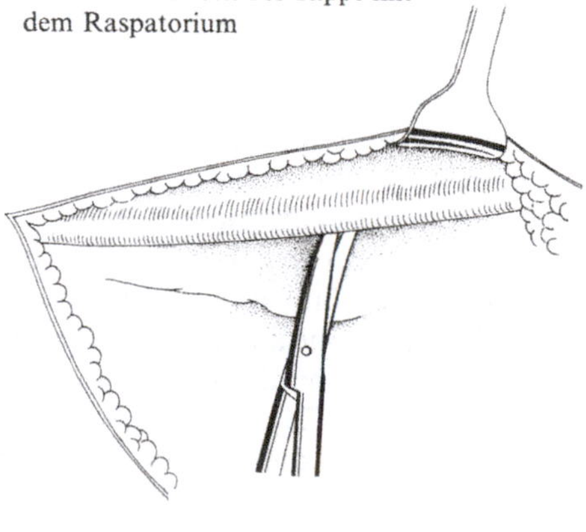

Abb. 24. Einschneiden der parietalen Pleura mit der Schere

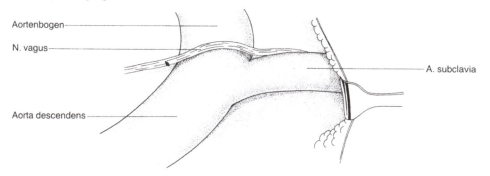

Aortenbogen

N. vagus

A. subclavia

Aorta descendens

Abb. 25. Der proximale Anteil der descendierenden Aorta mit Abgang der linken A. subclavia ist dargestellt

der Lunge verhindert. Nach Einsetzen eines Rippenspreizers wird die Lunge mittels feuchtem Tuch und Lungenspatel nach ventral genommen und die parietale Pleura über der Aorta incidiert. Da die descendierende Aorta nur wenig im umgebenden Gewebe eingebaut ist, läßt sie sich leicht umfahren. Dabei muß nur auf dorsal liegende Intercostalarterien geachtet werden (Abb. 25).

Bleibt der Patient auf dem Rücken liegen oder ist nur die linke Seite durch Kissen unterlegt, läßt sich strenggenommen nur eine anterior-laterale Thorakotomie ausführen, bei der der M. latissimus dorsi definitionsgemäß nicht durchtrennt wird. Durch weites Einkerben des letztgenannten Muskel kann als Notmaßnahme bei starken Blutungen, z. B. nach Perforation eines Bauchaortenaneurysma, diese Art der Thorakotomie indiziert sein. Der Zugang – in solchen Fällen auch im 6., 7. oder 8. ICR ausgeführt – dient dabei zur proximalen Kontrolle der Blutung [106].

Bei starken Blutungen aus Bauchorganen wird durch die Laparatomie quasi der letzte Tamponadeeffekt beseitigt. Diese Kranken können auf diese Weise schnell einen Herzstillstand erleiden, wenn die Blutung nicht sofort unter Kontrolle gebracht wird. In solchen Fällen würden wir mit LEDGERWOOD u. Mitarb. [89] der Thorakotomie zur proximalen Kontrolle der Aorta den Vorzug geben und die Laparatomie erst als 2. Therapiemaßnahme zur endgültigen Versorgung der Blutungsquelle empfehlen.

Bei ausgedehnten Prozessen der Aorta descendens kann manchmal die Doppelthorakotomie indiziert sein. Bei diesem Verfahren von LORTAT-JACOB und DE BAKEY [40] gleichzeitig angegeben, wird der Brustkorb durch eine große Hautincision an zwei Stellen, meist im 4. und 8. ICR eröffnet.

Bei der Freipräparation der Aorta distal der linken A. subclavia muß man auf den linken N. recurrens achten, der sich nach Abspaltung aus dem N. vagus um das Ligamentum arteriosum Botalli schlingt und retrograd zwischen Trachea und Ösophagus zum Kehlkopf zurückläuft (Abb. 26).

Natürlich können auch Teile der descendierenden Aorta von einer rechtsseitigen Thorakotomie aus erreicht werden. In solchen Situationen wird der Ösophagus freipräpariert, umfahren und hochgehoben, wodurch der Zugang zur Aorta descendens frei ist. Zu ausgedehnte Dissektionen der Speiseröhre verbieten sich freilich, da dadurch die Blutversorgung der Speiseröhre in Frage gestellt wird [5].

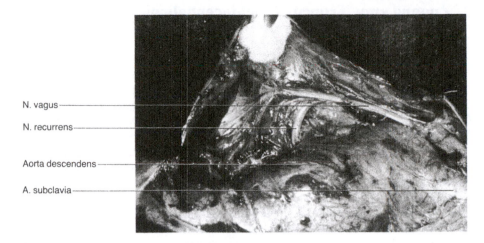

N. vagus

N. recurrens

Aorta descendens

A. subclavia

Abb. 26. Operationsfoto: Darstellung des linken N. recurrens, der sich um einen Ductus arteriosus Botalli apertus schlingt

Wird die Aorta ohne Einsatz künstlicher Hilfsmittel wie Oberflächenhypothermie oder Kreislaufumleitungen abgeklemmt, ist die Paraplegierate extrem hoch [19, 20], für deren Entstehen folgende Faktoren verantwortlich gemacht werden:

1. Geringe Ischämie-Toleranz des Rückenmarkes von maximal 20 min,
2. Blutversorgung des Rückenmarkes.

Morphologische Untersuchungen über die Blutversorgung des Rückenmarkes haben gezeigt, daß von dem embryologisch segmental angeordneten Gefäßen durch eine grobe Desegmentation während des Fötallebens maximal 3 große unpaare Wurzelarterien verbleiben, die einen cervicalen, einen thorakalen und einen lumbalen Zufluß zum Rückenmark haben. Diese Radikulararterien ordnen sich dem Rückenmark an typischer Stelle zu. Untersuchungen von PISCOL [122] beweisen, daß nur in 22% die oben geschilderten Verhältnisse zutreffen. In 24% bestand in seinen Präparaten eine rein plurisegmentale Versorgung. Gerade diese Präparate ergaben aber bei seinen Kalibermessungen besonders kleine Werte. Außerdem zeigte PISCOL [122], daß von den kleinen Gefäßen ein angrenzendes Territorium nicht kompensatorisch mitversorgt werden kann. Bei paucisegmental versorgten Präparaten gelang dies dagegen regelmäßig.

Die hier zitierten Experimente beweisen, daß bei paucisegmentaler Versorgung des Rückenmarkes eine Kollateralversorgung der Vasodefizienzbereiche möglich ist, nicht aber bei plurisegmentaler Versorgung. Praktisch chirurgisch heißt das, möglichst viele Intercostalarterien sollten trotz Einsatz von künstlichen Kreislaufumleitungen geschont werden, da man nie weiß, welcher Versorgungstyp bei dem Patienten vorliegt, den man gerade operiert. Trotz Einsatz der verschiedensten Kreislaufumleitungen [19] wird aufgrund des Blutversorgungsmusters des Rückenmarkes ein kleiner Prozentsatz von Patienten verbleiben, die eine Paraplegie entwickeln werden, eine Tatsache, auf die CRAWFORD [30] hingewiesen hat.

2 Zugang zum Truncus brachiocephalicus

Der Truncus brachiocephalicus ist der erste Ast des Aortenbogens, der hinter dem Manubrium sterni liegend von diesem nur durch Thymusreste, in denen die linke V. brachiocephalica verläuft, vor der Trachea nach cranial und rechts zieht, um sich hinter dem rechten Sternoclaviculargelenk in seine beiden Endäste, die rechte A. subclavia und die rechte A. carotis communis aufzuteilen. Die enge anatomische Nachbarschaft zwischen Trachea und Truncus brachiocephalicus ist Ursache von gefürchteten Arrosionsblutungen nach Tracheotomie [169].

Nach der Hautincision wird der Truncus brachiocephalicus durch eine mediane Sternotomie freigelegt (Abb. 1). Der Thymus wird in toto gespalten. Die linke V. brachiocephalica muß in ganzer Länge sorgfältigst freipräpariert und an einen Gummizügel genommen werden, damit sie je nach Lage der Arterie leicht nach cranial oder caudal gehalten werden kann. Die Existenz einer evtl. abnorm verlaufenden linken A. carotis communis ist zu beachten. Dorsal muß die Arterie von der Trachea abpräpariert werden. Bei ungenügender Exposition kann die Hautincision in den Hals erweitert werden (Abb. 27), indem Haut- und Subcutangewebe sowie das Platysma vor dem rechten M. sternocleidomastoideus eingeschnitten werden. Um die Aufteilung des Truncus brachiocephalicus exakt zu übersehen, ist es oft notwendig, den M. sternocleidomastoideus sowie die tiefe Halsmuskulatur von ihrem sternalen Ansatz abzutrennen. Der rechte N. vagus, der unmittelbar über die Aufteilung des Truncus brachiocephalicus hinwegzieht, sollte auf jeden Fall geschont werden (Abb. 28).

Die Frage, ob der Truncus brachiocephalicus abgeklemmt werden darf, wird in der Literatur [27, 56] nicht einheitlich beurteilt. Bei 18 traumatischen Verletzun-

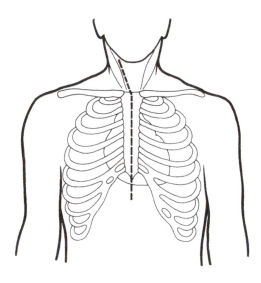

Abb. 27. Hautschnitt zur Darstellung des Truncus brachiocephalicus

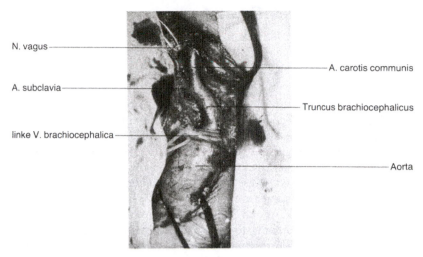

N. vagus

A. subclavia

linke V. brachiocephalica

A. carotis communis

Truncus brachiocephalicus

Aorta

Abb. 28. Operationsfoto: Der Truncus brachiocephalicus sowie die Anfangsstrecke der rechten A. carotis communis und A. subclavia sind angeschlungen; die angeschlungene linke V. brachiocephalica wird nach caudal weggehalten

gen des Truncus wurde 7 mal mit der Herz-Lungen-Maschine, 4 mal mit intravasalem Shunt sowie 7 mal ohne Herz-Lungen-Maschine und Shunt operiert. Bei keinem der Patienten kam es zu cerebralen Komplikationen. CIARAVELLA [27] schlägt vor, den Druck in der proximalen A. carotis communis zu messen und danach zu entscheiden, ob mit oder ohne intravasalen Shunt operiert werden soll. Von 22 Patienten, bei denen der Truncus brachiocephalicus wegen Arrosionsblutungen nach Tracheotomie abgeklemmt wurde, hatte 1 Kranker Halbseitenzeichen. Als allgemeine Empfehlung gilt: Je kritischer die hämodynamische Situation, d. h. je stärker der präoperative Blutverlust, desto vorsichtiger sollte man sein und eher mit Shunt operieren [56].

3 Zugang zu den Carotiden

Beidseits der Halseingeweide verläuft die A. carotis communis, die links aus dem Aortenbogen und rechts durch die Teilung des Truncus brachiocephalicus entsteht, kopfwärts. Begleitet wird die Arterie von der V. jugularis interna, die lateral und etwas vor der Arterie liegt und vom N. vagus, der im hinteren Winkel zwischen beiden aufzusuchen ist. Diese 3 Strukturen bilden den Gefäß-Nerven-Strang, der dorsal der tiefen Halsfascie aufliegt und lateral vom M. sternocleidomastoideus sowie medial von der Luft- und Speiseröhre begrenzt wird. Durch den schrägen Verlauf des M. sternocleidomastoideus nach cranial lateral gibt dieser etwa auf Höhe des unteren Schildknorpelrandes den senkrecht aufsteigenden Gefäß-Nerven-Strang frei, der damit chirurgisch leicht von vorne angehbar wird.

Ungefähr 1–2 cm über dem oberen Schildknorpelrand teilt sich die A. carotis communis in die A. carotis interna und externa auf. Da die Höhe des Kehlkopfes stark altersabhängig ist, wurde vorgeschlagen, die Teilungshöhe auf das Skelet zu beziehen [94]. Bei der Mehrzahl der Patienten liegt demnach die Bifurkation auf Höhe des 4. Halswirbels. Die A. carotis interna setzt nach der Teilung die Verlaufsrichtung der A. carotis communis fort. Normalerweise gibt sie keine Seitenäste ab. Allein die A. pharyngea ascendens soll in 8% der Fälle aus der A. carotis interna entspringen. Speziell durch pathologische Prozesse können die verschiedensten Teilungstypen entstehen. Hinter der Bifurkation stößt man bei der Präparation auf das Glomus caroticum. Zwischen A. carotis interna und externa trifft man auf den Carotissinusnerv, einem Ast des N. glossopharyngeus, der aus der Tiefe aufsteigt. Um vor unerwarteten Blutdruckkrisen intraoperativ geschützt zu sein, sollte die Region des Carotissinus vor der Präparation mit einem Lokalanästheticum beträufelt werden.

Die A. carotis externa liegt vor der A. carotis interna. Da beide Gefäße in Teilungshöhe ziemlich gleichlumig sein können, besteht manchmal Zweifel an der Identifikation der Gefäße. Die A. carotis externa ist an den vielen Seitenästen leicht zu erkennen. Der Reihenfolge nach entspringen: A. thyreoidea superior, A. lingualis und A. facialis, die bei 80% der Patienten getrennt aus der A. carotis externa entstehen [94]. Bei ca. 20% soll es zu Truncusbildungen kommen, speziell die A. lingualis und die A. facialis sind davon betroffen (Truncus linguofacialis). Häufig findet sich auch der Ursprung der A. thyreoidea superior caudalwärts verschoben, so daß er in Bifurkationshöhe zu liegen kommt. Letztgenannte Arterie kann ihren Ursprung auch direkt aus der A. carotis communis nehmen.

Am Gesamtquerschnitt der 4 zuführenden Hirngefäße nehmen die Carotiden mit 60% und die Aa. vertebrales mit 40% teil. Je nach Funktion des Circulus arteriosus Willisi können einseitige Ligaturen der A. carotis communis und der A. carotis interna jahrzehntelang symptomlos vertragen werden [164]. So fanden MOORE u. Mitarb. [112] bei notfallmäßig durchgeführten Carotisligaturen in 50%, bei elektiven Unterbindungen in 23% der Fälle eine Halbseitensymptomatik. Ist aber der

Kollateralkreislauf insuffizient, treten bei der Ligatur der A. carotis communis Halbseitenzeichen sofort auf [112, 164].

Einige Nerven, die bei der Carotisfreilegung beschädigt werden können, sollen im folgenden kurz summarisch aufgezählt werden:

1. N. auricularis magnus. Er kommt am dorsolateralen Rand des M. sternocleidomastoideus ungefähr in der Mitte des Muskelverlaufes zum Vorschein und teilt sich zur sensiblen Versorgung von Wangenhaut, Ohrläppchen, Ohrmuschel und Schläfenhaut in einen vorderen und hinteren Ast auf.

2. N. marginalis mandibulae des N. facialis. Er verläuft parallel an der Unterkante des Unterkiefers und wird am ehesten durch Wundspreizer, die in den Kieferwinkel gesetzt werden, verletzt. Bei seiner Schädigung kommt es zu einem Funktionsausfall des M. mentalis mit Teilparese der unteren Lippe.

3. N. hypoglossus. Normalerweise liegt der N. hypoglossus 3–5 cm cranial der Carotisbifurkation, bei hoher Bifurkationslage oder langstreckiger Internastenose muß seine Struktur aber beachtet werden. Zwischen V. jugularis interna und A. carotis interna zieht der N. hypoglossus abwärts, um unter den Vasa sternocleidomastoidea in einem Bogen nach vorn über die A. carotis externa in die Zungenmuskulatur zu gelangen. In Höhe des Bogens gibt er einen Ast zum M. omohyoideus ab, der sich im weiteren Verlauf mit cervicalen Nervenfasern vereinigt und die Ansa cervicalis profunda bildet. Obwohl wir versuchen, diese Fasern zu schonen, wird man manchmal gezwungen sein, sie zu durchtrennen, weil sie den N. hypoglossus nach unten ziehen und damit die Zungeninnervation gefährden. Der descendierende Ast des N. hypoglossus kann ohne klinische Folgen durchtrennt werden.

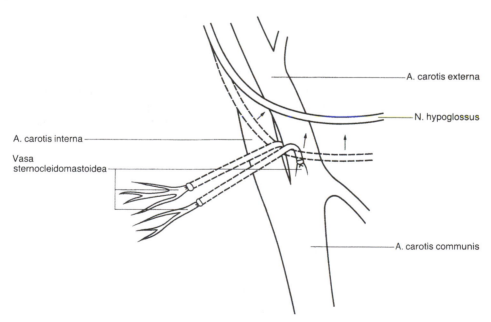

Abb. 29. Mobilisation des N. hypoglossus durch Ligatur der Vasa sternocleidomastoidea. (Nach IMPARATO u. Mitarb. [76])

Auf ein besonderes Problem hat IMPERATO [76] hingewiesen. Durch den Zug des Spreizers kommen die Wunde und damit die Vasa sternocleidomastoidea unter Spannung und fixieren den N. hypoglossus in Bifurkationshöhe. Erst wenn Arterie und Vene durchtrennt sind, läßt sich der Nerv gut aus dem Operationsfeld kopfwärts schieben (Abb. 29).

Eine einseitige Hypoglossusschädigung manifestiert sich klinisch in einer bogenförmigen Abweichung der Zunge zur betroffenen Seite. Eine doppelseitige Hypoglossuslähmung nach simultan durchgeführter Carotisthrombendarteriektomie ist eine sehr ernste Komplikation [8]. Speziell in liegender Position ist es für die Patienten unmöglich, ihre Zunge zu kontrollieren, so daß es zur Obstruktion des oberen Atemweges kommt. Bei Ausleitung der Narkose stellt dies eine lebensbedrohliche Situation dar. Die Patienten sind klinisch vollkommen wach, können jedoch nicht einatmen.

4. N. vagus. Seine topographischen Beziehungen wurden oben beschrieben. Speziell beim Abklemmen der A. carotis communis darf der Nerv nicht mitgefaßt werden. Daraus folgt auch, daß bei wiederholten Eingriffen eine saubere Trennung zwischen Nerv und Gefäß erfolgen muß. Ipsilaterale Stimmbandlähmungen mit Heiserkeit sind die Folgen des Mitfassens des Nervens bei der Abklemmung.

5. N. laryngeus superior. Hinter der A. carotis interna und externa verläuft er zur A. thyreoidea superior und kann bei ihrer Präparation verletzt werden. Sein Funktionsausfall führt zur raschen Ermüdbarkeit der Stimme und zu Phonationsstörungen höherer Töne. Laryngoskopisch erkennt man seinen Ausfall an einer Fehlfunktion des M. cricothyreoideus.

6. N. recurrens. Er zweigt distal vom N. vagus ab und verläuft retrograd zwischen Ösophagus und Trachea wieder cranialwärts. Seine Lähmung führt zur Heiserkeit und ipsilateralen Stimmbandlähmung. Bei der Carotischirurgie wird er kaum verletzt. Heiserkeit und Stimmbandlähmung sind viel eher die Folge fehlerhafter Behandlung des N. vagus.

7. N. phrenicus. Er zieht quer über dem M. scalenus anterior (Abb. 10). Je weiter caudal er verläuft, desto medialer findet man ihn, zunächst rechts an der Lateralwand der V. brachiocephalica, weiter caudal an der Außenseite der V. cava inferior. Schließlich zieht er über das Pericard zum Zwerchfell hin. Links kreuzt er an

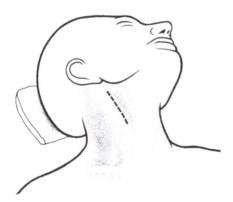

Abb. 30. Lagerung und Schnittführung zur Freilegung der Carotisbifurkation

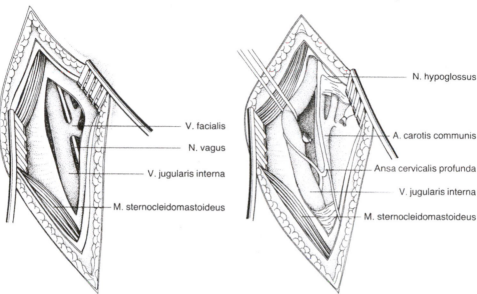

Abb. 31. Darstellung der V. jugularis interna

Abb. 32. Die V. jugularis interna ist angeschlungen und nach lateral weggehalten. Danach Freipräparation der A. carotis communis sowie deren Aufteilung

der Basis des Halses den Ductus thoracicus, kommt zwischen der A. subclavia und der V. subclavia zum Aortenbogen und zieht dann ebenfalls über das Pericard zum Zwerchfell hin. Der Nerv ist speziell bei Operationen an der V. jugularis interna, der V. subclavia oder an der A. subclavia in Gefahr verletzt zu werden (Abb. 10).

8. Sympathische Nervenfasern. Dorsal und medial des Gefäß-Nerven-Stranges in der prävertebralen Fascie liegen die sympathischen Nervenganglien. Schädigung dieser Fasern bei der Präparation führen zum Horner-Syndrom mit Miosis, Ptosis und Enophthalmus.

3.1 Zur Carotisgabel

Der Patient liegt mit leicht überstrecktem Kopf, das Gesicht zur contralateralen Seite gewendet auf dem Rücken (Abb. 30). Die Hautincision verläuft vor dem M. sternocleidomastoideus vom Kehlkopf bis fingerbreit über den Angulus mandibulae. Zunächst wird das Subcutangewebe und das Platysma durchtrennt, dann der M. sternocleidomastoideus nach lateral gehalten. Im oberen Wundwinkel muß auf kreuzende Fasern des N. auricularis magnus geachtet werden. Vor dem M. sternocleidomastoideus präpariert man weiter in die Tiefe, bis die V. jugularis interna sichtbar wird (Abb. 31). Manchmal stößt man, speziell im oberen Teil der Wunde, zuerst auf die V. retromandibularis oder V. facialis, die beide an ihrer Einmündungsstelle in die V. jugularis interna ligiert werden dürfen. Querverbindun-

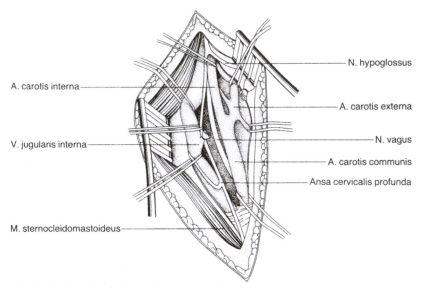

A. carotis interna

V. jugularis interna

M. sternocleidomastoideus

N. hypoglossus

A. carotis externa

N. vagus

A. carotis communis

Ansa cervicalis profunda

Abb. 33. Die Carotisgabel ist freipräpariert und angeschlungen

gen zur V. jugularis externa dürfen ebenfalls, falls sie hinderlich sind, unterbunden werden. Medial der V. jugularis wird nun im unteren Wundwinkel die A. carotis communis aufgesucht, von den umliegenden Strukturen befreit und angeschlungen (Abb. 32). Dabei muß der N. vagus deutlich von der Arterie getrennt sein, damit es postoperativ nicht zu einer Stimmbandlähmung kommt. Auf der vorderen Fläche der A. carotis communis verlaufen Nervenfasern, die zur Ansa cervicalis profunda gehören (Abb. 32). Sind sie im Wege, dürfen sie folgenlos durchtrennt werden. Bei kopfwärts gerichteter Präparation stößt man in wechselnder Höhe auf die Carotisbifurkation. Alle von ihr abgehenden Äste sollen angeschlungen werden, ohne daß die gesamte Bifurkation befreit werden muß (Abb. 33). Je näher der Gefäßadventitia präpariert wird, desto leichter ist das Umfahren der Gefäße und desto weniger Nerven werden verletzt.

Zu heftige Manipulationen an der Carotisbifurkation sind zu vermeiden, da cerebrale Embolien von ulcerösen Plaques ausgehen können. Die A. carotis externa erkennt man in den meisten Fällen an den Seitenästen. Zwischen der A. carotis interna und externa stößt man auf den Carotissinusnerv. Bei hoher Bifurkation kann der N. hypoglossus ins Operationsgebiet reichen. An seinen Bogen um die Sternomastoidalgefäße ist er meist zu erkennen. Diese Gefäße werden ligiert, wodurch sich der Nerv leichter nach cranial wegschieben läßt [76]. Stört der M. stylohyoideus bzw. der hintere Teil des M. digastricus dürfen diese Muskeln durchtrennt werden.

KRAJICEK u. KRAMAR [82] gaben einen lateralen Zugang zur A. carotis an, bei dem dorsal des M. sternocleidomastoideus die Haut und das Platysma incidiert werden. Durch Weghalten des Muskels und der V. jugularis interna nach medial stößt man direkt auf die A. carotis. Wir haben bis jetzt keine Erfahrung mit dieser Art der Freilegung der Carotisgabel.

Abb. 34. Schnittführung zur Darstellung der gesamten linken
A. carotis communis

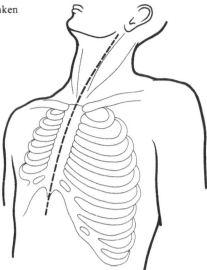

3.2 Zur linken A. carotis communis

Soll die gesamte Länge der linken A. carotis communis von der Aorta bis zur Ca-
rotisaufteilung freipräpariert werden, muß eine Sternotomie mit linksseitiger colla-
rer Erweiterung ausgeführt werden (Abb. 34). Dazu liegt der Patient auf dem Rük-
ken, der Kopf ist zur rechten Seite gedreht. Nach Ausführen der Sternotomie (s.
Kap. 1) muß die linke V. brachiocephalica aus den Thymusresten befreit und angeschlungen werden. Der Abgang des Truncus brachiocephalicus sowie der Abgang der linken A. carotis lassen sich von sternal nach Abschieben der Thymusreste darstellen (Abb. 9). Dabei muß besonders auf den linken N. phrenicus geachtet
werden (Abb. 10).
Der Hautschnitt wird von der Drosselgrube vor dem linken M. sternocleidomastoideus bis in Höhe des Schildknorpels erweitert. Haut und Subcutangewebe
wie Platysma werden durchtrennt. Die V. jugularis externa kann in den meisten
Fällen erhalten werden. Der sternale und claviculäre Ansatz des M. sternocleidomastoideus lassen sich elektrisch abtragen. Daraufhin wird der Muskel nach cranial und lateral umgeschlagen. Beim Umfahren des Muskels muß auf den dorsal
liegenden Venenwinkel mit Einmündung des Ductus thoracicus geachtet werden.
Ungefähr in der Mitte des Halses wird der quer über die A. carotis communis verlaufende M. omohyoideus durchtrennt. Medial der V. jugularis, die distal stark erweitert den Bulbus venae jugularis inferior bildend darliegt, stößt man auf die
A. carotis communis, die nach cranial bis zur Bifurkation unter Schonung des
N. vagus freipräpariert wird. Zur besseren Übersicht ist es meist nötig, die tiefe
caudale Zungenbeinmuskulatur mit M. sternohyoideus und M. sternothyreoideus
zu durchtrennen. Durch Abdrängen der Schilddrüse nach medial gewinnt man
Platz. Den N. recurrens, der links um den Aortenbogen zieht, gilt es zu schonen.
Beim Umfahren des Ursprungs der linken A. carotis communis muß auf die medial
liegende Trachea geachtet werden.

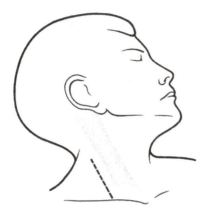

Abb. 35. Darstellung eines Teiles der rechten A. carotis communis z. B. für Bypassanschluß

3.3 Zur rechten A. carotis communis

Die chirurgische Exposition der rechten A. carotis communis ist analog dem oben beschriebenen Zugangsweg zur linken A. carotis communis. Da die Aufteilung des Truncus brachiocephalicus sich normalerweise auf das rechte Sternoclaviculargelenk projiziert, ist es bei der Mehrzahl der Fälle nicht notwendig, eine mediane Sternotomie auszuführen. Routinemäßig reicht eine collare Incision entlang des M. sternocleidomastoideus. Da aber in Notsituationen von diesem Schnitt aus eine proximale Kontrolle über das Gefäß schwierig zu erhalten ist, raten wir in solchen Situationen zur Sternotomie, die ein schnelles Abklemmen der rechten distalen A. carotis communis bzw. des Truncus brachiocephalicus erlaubt [74, 134] (Abb. 27).

Sollen beide Carotishauptstämme z. B. für einen Bypassanschluß freigelegt werden, reicht oft auch ein kleinerer Längsschnitt dorsal des M. sternocleidomastoideus direkt über der Clavicula aus (Abb. 35). Nach Durchtrennen des Subcu-

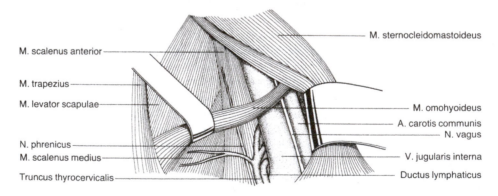

Abb. 36. Tiefe Präparation, um die rechte A. carotis communis hinter dem M. sternocleidomastoideus darzustellen

tangewebes und des Platysma stößt man auf den präscalenischen Fettkörper, in dessen Tiefe der Truncus thyreocervicalis liegt. Kleinere Venen werden ligiert. Der laterale Rand des M. sternocleidomastoideus wird nach medial gehalten. Nach wenigen vorsichtigen Scherenschlägen stößt man auf die V. jugularis interna, die man ebenso vorsichtig weghält. Medial der Vene liegt dann die A. carotis communis (Abb. 36).

Der zuletzt dargestellte Zugangsweg bietet auch optimale Exposition der V. jugularis interna. So lassen sich mit Hilfe dieses Zugangs z. B. leicht Schrittmacherelektroden verlegen.

4 Zugang zur linken A. subclavia und linken A. vertebralis

Die linke A. subclavia entspringt in der Regel als letzter Ast aus dem Aortenbogen. Sie zieht, ohne größere Äste abzugeben, zunächst nach cranial durch die obere Thoraxapertur parallel zur Luft- und Speiseröhre in den Hals, wo sie einen cranialwärts konvexen Bogen um die Pleurakuppe beschreibt. Die linke A. subclavia wird auf der ersten Strecke ihres cervicalen Verlaufes teilweise von der linken A. carotis communis und der linken V. subclavia bedeckt (Abb. 37). Letztgenannte führt einen oberflächlicheren Bogen aus. Der Bogenteil der A. subclavia tritt durch die Scalenuslücke, die ventral vom M. scalenus anterior und dorsal vom M. scalenus medius gebildet wird, nach vorn und liegt der oberen Fläche der 1. Rippe auf, wobei medial die V. subclavia, die vor dem M. scalenus anterior verläuft, gefunden wird. Dorsolateral der Arterie verlaufen Nervenstämme, welche sich zum Plexus brachialis vereinigen.

Die A. subclavia wird normalerweise in 3 Teile unterteilt:

1. Vom Ursprung bis zum Beginn der Scalenuslücke,
2. den Abschnitt, der hinter dem M. scalenus anterior liegt, der also weitgehend dem dorsoventralen Bogen der A. subclavia entspricht und
3. den mehr oberflächlicheren Teil vom Ausgang der Scalenuslücke bis zur Dorsalfläche der Clavicula, wo die A. subclavia ohne Grenzen in die A. axillaris übergeht.

Von dem 1. Abschnitt der A. subclavia entspringen:

1. Die A. vertebralis. Diese nimmt normalerweise von der Dorsalseite der A. subclavia 1–2 cm medial des Truncus thyreocervicalis ihren Ursprung. Manchmal kann aber auch der Abgang der A. vertebralis hinter dem Truncus thyreocervicalis

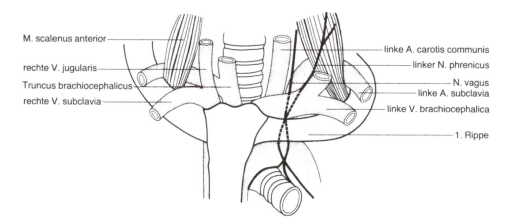

Abb. 37. Topographische Lage der linken A. subclavia

liegen, so daß dieser zusätzlich ligiert werden muß. Bei 8% der Kranken entspringt die A. vertebralis ursprungsnäher aus der A. subclavia und in seltenen Fällen aus dem Aortenbogen oder aus der Aorta descendens. Ohne Seitenäste abzugeben, zieht die A. vertebralis nach cranial, um hinter dem M. longus colli zu verschwinden. Sie tritt dann ins Foramen transversarium des 6. Halswirbelkörpers und entzieht sich damit weiteren gefäßchirurgischen Darstellungsmöglichkeiten.

2. *Truncus thyreocervicalis.* Er entspringt direkt medial des M. scalenus anterior, ist normalerweise kurz und teilt sich in 3 Halsarterien: A. thyreoidea inferior, A. suprascapularis und A. transversa colli.

3. *A. thoracica interna.* Sie entspringt direkt gegenüber des Truncus thyreocervicalis aus der Konkavität des Subclaviabogens und zieht dorsal der Costosternalgelenke etwa 1,5 cm parasternal an der vorderen Thoraxwand nach caudal.

4. *Truncus costocervicalis.* Aus dem 2. dorsalen Abschnitt der A. subclavia entsteht der Truncus costocervicalis, der in den meisten Fällen kurz ist und sich schnell in seine Endarterien aufteilt.

Die Seitenäste der A. subclavia sind sehr variabel. Nähere Einzelheiten sind den Arbeiten von DASELER [36] u. LIPPERT [94] zu entnehmen.

4.1 Zum thorakalen Teil der linken A. subclavia

Der thorakale Teil der linken A. subclavia wird durch eine linksseitige postero-laterale Thorakotomie im Bett der 4. Rippe links erreicht (s. Kap. 1). Nach Eröffnen des Thorax sieht man meist die linke A. subclavia durch die parietale Pleura durchschimmern (Abb. 25). Diese wird über der Arterie etwa in der Mitte längs incidiert und die Arterie nach oben und unten aus dem mediastinalen Gewebe freipräpariert. Der ventral vor der Arterie verlaufende N. vagus wird bei der Freilegung nicht berührt. Nach distal gelingt es, die A. subclavia bis zum Abgang der A. vertebralis freizulegen. Prozesse, die jenseits dieses Abgangs lokalisiert sind, sind nicht über den thorakalen Zugang zu erreichen. Auch große Aneurysmata lassen sich nicht sicher über den thorakalen Weg angehen, da eine distale Kontrolle der A. subclavia unmöglich ist.

4.2 Supraclaviculärer Zugang zur linken A. subclavia und linken A. vertebralis

Der Patient liegt auf dem Rücken, der linke Arm liegt dem Körper an. Der Kopf ist zur gesunden Seite gedreht und mit einem Gummiring unterstützt. Der Operateur steht am besten an der linken seitlichen Thoraxseite, sein Assistent links des Kopfes. Die Hautincision reicht vom medialen Rand des linken M. sternocleidomastoideus bis zum M. trapezius und wird etwa 1 cm cranial der Clavicula plaziert (Abb. 38). Subcutangewebe und Platysma sowie oberflächliche Halsfascie werden

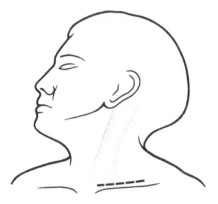

Abb. 38. Supraclaviculärer Zugang zur linken A. subclavia;
Hautschnitt

entsprechend dem Hautschnitt durchtrennt. Die V. jugularis externa am lateralen
Rand des M. sternocleidomastoideus wird ligiert (Abb. 39). Um den gesamten Anteil der cervicalen A. subclavia exponieren zu können, muß der claviculäre Anteil
des M. sternocleidomastoideus sowie lateral der M. omohyoideus durchtrennt
werden. Eventuell ist es sogar vorteilhafter, auch den sternalen Anteil des M. sternocleidomastoideus abzulösen (Abb. 39). Dadurch kommt der Bulbus venae jugularis mit der Einmündung der V. subclavia ins Blickfeld. Beide Venen werden angeschlungen. Der im Venenwinkel einmündende Ductus thoracicus wird ligiert,
wobei sorgfältig darauf geachtet werden muß, daß die Ligaturen nicht abrutschen,
um postoperativen Lymphfisteln vorzubeugen. Bei der Durchtrennung des Fett-
und Lymphgewebes vor dem M. scalenus anterior muß auf den N. phrenicus geachtet werden, der von lateral nach medial auf dem M. scalenus anterior entlangzieht (Abb. 10. u. 40). Der N. phrenicus muß dargestellt, angeschlungen und so zur
Seite gehalten werden, daß der M. scalenus anterior umfahren werden kann. Der
Muskel wird daraufhin elektrisch durchtrennt (Abb. 40). Der craniale Anteil des
Muskels retrahiert sich, so daß die A. subclavia mit ihren wichtigsten Abgängen,
der A. vertebralis, dem Truncus thyreocervicalis und der A. thoracica interna
sichtbar werden. Die Arterie wird weiter freipräpariert, störende Seitenäste dürfen
ligiert werden, jedoch sollte man immer bedenken, daß es sich dabei um Kollate-

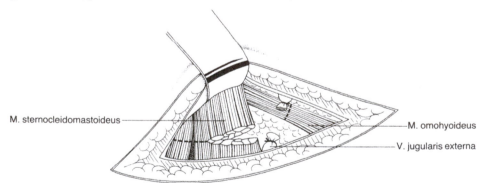

M. sternocleidomastoideus ⎯⎯⎯⎯⎯⎯⎯⎯⎯⎯⎯⎯⎯⎯⎯⎯⎯⎯⎯⎯⎯ M. omohyoideus

⎯⎯⎯ V. jugularis externa

Abb. 39. Die V. jugularis externa wird ligiert, M. omohyoideus und M. sternocleidomastoideus durchtrennt

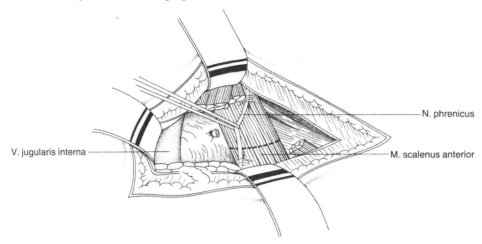

Abb. 40. Der Nervus phrenicus wird angeschlungen und so weggehalten, daß er bei der Durchtrennung des M. scalenus anterior nicht stört

ralgefäße handeln kann. Beim Umfahren der A. subclavia müssen die dorsal liegenden Nervenstämme, die den Plexus brachialis bilden, beachtet werden.

Um an die A. vertebralis zu gelangen, muß zunächst die ventral liegende V. vertebralis ligiert werden (Abb. 41). Bei der Freipräparation der cranialen Anteile der A. vertebralis muß das Ganglion stellatum, das unmittelbar dorsal des Abganges liegt, geschont werden, medial befindet sich der N. vagus [12].

Der hier dargestellte Zugang zur A. subclavia ist der umfassendste und legt fast den gesamten Anteil der cervicalen A. subclavia frei. Oft müssen nicht alle Strukturen geopfert werden. Beim Carotis-Subclavia-Bypass z. B. muß nur der 3. Teil der A. subclavia, also der Teil, der distal des M. scalenus anterior liegt, freipräpa-

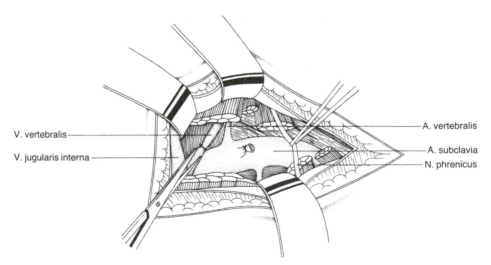

Abb. 41. Die linke A. subclavia ist freigelegt. Um an die linke A. vertebralis zu kommen, muß die ventral liegende Vene ligiert werden

riert werden [145]. Der M. scalenus anterior bleibt intakt. Bei der Seit-zu-Seit-Ana-stomose zwischen linker A. carotis und A. subclavia nach EDWARDS [43] bleibt der M. scalenus anterior ebenfalls intakt. Dafür muß der 1. Abschnitt der linken A. subclavia ausgiebiger freigelegt werden, wobei die Durchtrennung des M. ster-nohyoideus und des M. sternothyreoideus die Freipräparation erleichtern. Der Hautschnitt sollte bei dieser Anastomose weit nach medial reichen.

Soll der Abschnitt der A. subclavia mit Übergang auf die A. axillaris dargestellt werden, muß die Clavicula durchtrennt werden. Die primäre Hautincision ist wie oben beschrieben. Etwa in der Mitte der Clavicula wird der Hautschnitt in die Mohrenheim-Grube fortgesetzt, in der man durch Durchtrennung des Subcutan-gewebes auf die V. cephalica stößt. Der M. pectoralis major wird nach medial ge-halten. Bereitet dieses Manöver Schwierigkeiten, können die Fasern des Muskels, die an der Clavicula inserieren, abgetrennt werden. Durch Zug des Muskels nach medial gelangt man in die Tiefe auf den M. pectoralis minor, der mit dem Finger umfahren wird und nahe seines Ansatzes am Processus coracoideus durchtrennt wird. Im losen Fettgewebe stößt man auf das Gefäß-Nerven-Bündel. Die Clavicula wird aus dem Periost ausgeschält und mit der Gigli-Säge durchtrennt. Dabei darf auf keinen Fall das Gefäß-Nerven-Bündel verletzt werden.

Wir stehen auf dem Standpunkt, daß die Clavicula nach ihrer Durchtrennung wieder rekonstruiert werden muß. Dazu benutzen wir eine 6-Loch-Platte, die so ap-pliziert wird, daß sub- wie supraclaviculäres Gewebe nicht beschädigt wird.

4.3 Darstellung der gesamten linken A. subclavia

Zur Darstellung der gesamten linken A. subclavia ist die Türflügelincision mit su-praclaviculärer Erweiterung wohl der beste Zugang (s. Kap. 1). Primär wird man die Clavicula nicht durchtrennen, jedoch, wenn die A. subclavia multipel lädiert ist und einer der Stümpfe nach peripher oder zentral retrahiert ist, wird man nicht zö-gern, auch die Clavicula zu durchtrennen und damit distale Kontrolle über die Blutung zu erreichen.

5 Zugang zur rechten A. subclavia und rechten A. vertebralis

Da die Aufzweigung des Truncus brachiocephalicus dorsal des rechten Sternoclaviculargelenkes liegt, ist der 1. Abschnitt der rechten A. subclavia kurz (Abb. 37). Deshalb kann die rechte A. subclavia auch in der Mehrzahl der Fälle durch einen alleinigen supraclaviculären Zugang freigelegt werden. Allein bei Traumen oder sonstigen Notsituationen, unter denen schnell eine proximale Kontrolle des Gefäßes erreicht werden muß, ist es zweckmäßig, eine zusätzliche mediane Längssternotomie auszuführen, um die Anfangsstrecke der rechten A. subclavia optimal darzustellen [74, 134]. Da sich bei uns in solchen Situationen Türflügelincisionen wegen des Zeitaufwandes nicht bewährt haben, treten wir für die vollständige Längsdurchtrennung des Sternums ein.

5.1 Supraclaviculärer Zugang

Der Patient liegt auf dem Rücken, der rechte Arm ist angelagert. Der Kopf ist nach links gewendet und auf einem Gummiring fixiert. Der Operateur steht an der rechten Thoraxseite, seine Assistenz rechts des Kopfes. Die Hautincision ist ca. 10 cm lang, reicht, wie für die linke Seite beschrieben, vom medialen Rand des rechten M. sternocleidomastoideus bis zum Rand des M. trapezius und liegt etwa 1 cm cranial der Clavicula. Subcutangewebe, Platysma sowie oberflächliche Halsfascie werden in Ausdehnung des Hautschnittes durchtrennt. Der claviculäre Anteil des M. sternocleidomastoideus wird zweckmäßigerweise von der Clavicula abgetrennt und die unter ihm liegende V. jugularis interna nach medial weggehalten. Lateral des M. sternocleidomastoideus stößt man auf den Truncus thyreocervicalis, der im präscalenischen Fettpropfen verborgen ist. Der Zusammenfluß der V. jugularis interna und der V. subclavia liegt rechts caudal, so daß man ihn bei der Präparation nicht zu Gesicht bekommt. Postoperative Lymphfisteln, die nach Durchtrennung des Lymphstranges entstehen, sind aus diesem Grunde rechts auch seltener. Dennoch sollte man es sich zur Regel machen, kleinere Gefäße nur mittels Klemmen zu durchtrennen. Der auf dem M. scalenus anterior zur Thoraxkuppe schräg nach medial verlaufende N. phrenicus muß freipräpariert und nach lateral weggehalten werden. Nun kann der M. scalenus anterior elektrisch durchtrennt werden. Nach Retraktion des Muskels wird die A. subclavia mit ihren wichtigsten Ästen sichtbar und kann, bis sie wiederum unter der Clavicula verschwindet, freipräpariert werden. Zur Freilegung der rechten A. vertebralis wird entsprechend der Beschreibung für die linke A. vertebralis verfahren (s. Kap. 4).

Wie für die linke Seite beschrieben, kann rechts die Clavicula auch durchtrennt werden, um den Übergang der rechten A. subclavia auf die rechte A. axillaris darzustellen. Speziell in Notsituationen sollte man die Durchtrennung der Clavicula nicht scheuen, da dadurch die Exposition der rechten A. subclavia viel besser wird.

6 Zugang zur V. cava superior

Dorsal des rechten ersten Rippenknorpels neben der rechten Kante des Manubriums fließen die rechte und linke Vv. brachiocephalicae zusammen und bilden die V. cava superior. Diese verläuft caudalwärts, durchbohrt das Pericard und mündet in den rechten Vorhof. Präpericardial nimmt die V. cava superior von rechts die V. azygos auf.

Proximale wie distale Teile, aber auch die gesamte V. cava superior können fehlen. In solchen Situationen bleibt die linke obere Hohlvene bestehen, die in 90% der Fälle in den Coronarsinus einmündet. Aber auch auf zwei Vv. cavae superiores kann man stoßen, wenn die linke V. cardinalis anterior nicht obliteriert ist. Die dann zu beobachtende persistierende linke obere Hohlvene soll in 1–3% der Fälle auftreten. Normalerweise mündet auch sie in den Coronarsinus, seltene Fälle mit Mündung in das linke Herzohr bzw. in die untere Hohlvene sind aber beschrieben worden [10]. Speziell bei transvenöser Verlegung von Schrittmacherelektroden kann die linkspersistierende obere Hohlvene ein Hindernis darstellen.

Die V. cava superior wird normalerweise durch eine rechtsseitige anterolaterale Thorakotomie im Bett der 4. Rippe aufgesucht. Der Patient liegt schräg auf der linken Seite, die rechte Hüfte und Schulter sind durch ein Kissen unterstützt. Der Operateur steht rechts. Der Hautschnitt reicht vom Sternumrand bis kurz hinter die Mamille (s. Kap. 1). Nach Eröffnen der Pleurahöhle wird ein Thoraxspreizer eingesetzt, die Lunge mit einem feuchten Bauchtuch bedeckt und nach dorsal mit einem Lungenspatel weggehalten. Durch die parietale Pleura schimmert die V. cava superior mit der Einmündung der V. azygos durch. Die parietale Pleura wird über der V. cava eingeschnitten und die Vene in gewünschter Höhe freipräpariert. Sorgfältigst muß dabei auf den rechten N. phrenicus geachtet werden, der an der Lateralseite der V. cava superior zum Zwerchfell zieht. Soll der intrapericardiale Teil der V. cava superior zusätzlich eröffnet werden, wird das Pericard längs eröffnet und die Pericardlefze auf die obere Hohlvene zu eingeschnitten. Direkt oberhalb der Einmündung in den rechten Vorhof läßt sich die V. cava superior ebenfalls leicht anschlingen, indem das umfahrende Instrument die Ebene zwischen Cavahinterwand und der Vorderwand der rechten A. pulmonalis durchtrennt.

Die V. cava inferior kann auch von einer medianen Sternotomie aus freigelegt werden. Dazu muß nach der Sternumeröffnung die rechte Pleuraumschlagsfalte – am besten stumpf mit einer Kompresse – gegen den Lungenhilus hin weggedrängt werden.

Im cranialen Teil der Wunde wird dann die Vorderwand der V. cava superior sichtbar. Ist das Thymusgewebe stark entwickelt, muß dieses zuerst entfernt werden, wobei man zuvor am besten die linke V. brachiocephalica aufsucht und entlang dieses Gefäßes auf die V. cava superior stößt. Bei Verletzungen des intrapericardialen Teiles der V. cava superior muß das Pericard längsincidiert werden. Auch bei dieser Art der Präparation gilt es, den N. phrenicus zu schützen.

7 Zugang zur A. pulmonalis

Aus der rechten Herzkammer entsteht der Truncus pulmonalis, der, noch eingeschlossen vom Pericard, aus seiner ventralen, dem rechten Ventrikel entsprechenden Lage nach hinten gegen die Trachealbifurkation verläuft, vor der er sich in den
linken und rechten Pulmonalisstamm aufteilt. Rechts vom Truncus pulmonalis
liegt die Aorta ascendens. Der linke Pulmonalishauptstamm verläuft bogenförmig
auf dem linken Hauptbronchus zum linken Lungenhilus. Der verödete Ductus arteriosus Botalli spannt sich vom Anfangsteil des linken Pulmonalishauptstammes
zur Unterfläche des Aortenbogens. Die rechte A. pulmonalis ist länger als die linke. Hinter der Aorta ascendens und der V. cava superior verläuft sie zum rechten
Hilus, wo sie caudal der V. azygos nach Incision der parietalen Pleura zu finden
ist.
    Anomalien des Pulmonalissystems stellen Sling-Bildungen dar, bei der die linke
Pulmonalarterie von einem rechtsseitig elongierten Truncus pulmonalis aus entsteht. Einseitig kann eine Pulmonalarterie auch gänzlich fehlen. Beide Fehlbildun-
gen sind selten [10].
    Speziell bei Lungenembolien ist das Pulmonalarteriensystem immer wieder im
Brennpunkt der chirurgischen Therapie [90]. Soll der Truncus pulmonalis von
Thrombembolusmassen befreit werden, empfehlen wir – entsprechend einem Vorschlag von H.H. SCHMID [138], der in der Folge u. a. von VOSSSCHULTE [170] auf-
gegriffen wurde – eine mediane Sternotomie mit Längspericardiotomie (s. Kap. 1).
Dieser Zugang hat den Vorteil, daß immer beide Lungengefäßgebiete inspiziert
und ausgedrückt werden können. Nur wenn angiographisch der Prozeß wirklich
auf eine Lunge beschränkt ist, kann eine Standardthorakotomie im Bett der 5. Rippe auf der betroffenen Seite mit Eröffnen der Pulmonalgefäßbahn und Ausräumen
der Thrombembolusmassen vorgenommen werden. Nachteilig wirkt sich dabei immer aus, daß die contralaterale Seite nicht angegangen werden kann. Da sich die
laterale Thorakotomie aber langsamer ausführen läßt, außerdem nach Eröffnen
des Thorax die A. pulmonalis erst freipräpariert werden muß, raten wir in allen
Notsituationen zur medianen Längssternotomie. Diese kann in geübten Händen
am schnellsten ausgeführt werden. Auf jede Art von Blutstillung sollte in Notsituationen verzichtet werden.

8 Zugang zur A. axillaris

Die A. axillaris ist die direkte Fortsetzung der A. subclavia. Streng genommen wird nur der Abschnitt des Gefäßstranges von der Lateralbegrenzung der 1. Rippe bis zum unteren Rand des M. pectoralis major mit dem Namen A. axillaris verbunden. Das 1. Segment der A. axillaris (Abb. 42) reicht bis zum medialen Rand des M. pectoralis minor. Die Arterie wird hier vom M. subclavius, der Fascia clavipectoralis und dem M. pectoralis major bedeckt. Ventral vor der Arterie liegt die V. axillaris, lateral finden sich die Stämme des Plexus brachialis. Die A. thoracica suprema und die A. thoracoacromialis entspringen aus diesem Segment der A. axillaris. Das 2. Segment der Arterie liegt dorsal des M. pectoralis minor. Hier beginnen sich die Nervenstämme um die Arterie zu gruppieren. Seitenast dieses Gefäßabschnittes ist die A. thoracica lateralis. Im 3. Segment, das bis zum Unterrand des M. pectoralis major reicht, ist die Differenzierung der peripheren Äste des Plexus brachialis vollendet. Der N. medianus liegt lateral, der N. radialis dorsal und der N. ulnaris medial der A. axillaris, teilweise überlagert von der V. axillaris. In diesem Abschnitt der A. axillaris entspringen normalerweise 3 Arterien, die A. subscapularis und die A. circumflexa humeri lateralis und medialis (Abb. 42).

Die hier dargestellten Seitenäste der A. axillaris unterliegen in praxi großen Variationen und können somit nicht immer gefunden werden. Am häufigsten kommt es zu Stammbildungen einzelner Seitenäste, so daß nicht, wie im Regelfall 6, sondern oft nur 4–5 Nebenäste der A. axillaris aufgefunden werden können.

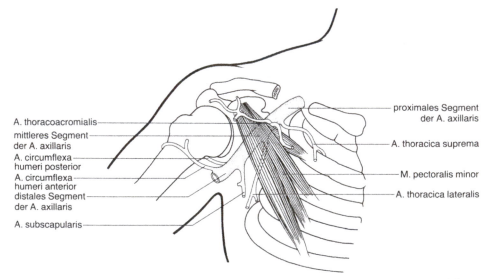

A. thoracoacromialis
mittleres Segment der A. axillaris
A. circumflexa humeri posterior
A. circumflexa humeri anterior
distales Segment der A. axillaris
A. subscapularis

proximales Segment der A. axillaris
A. thoracica suprema
M. pectoralis minor
A. thoracica lateralis

Abb. 42. Schematische Darstellung der A. axillaris mit Segmenteinteilung und Seitenästen. (Nach RICH u. SPENCER [130])

Abb. 43. Infraclaviculärer Zugang zur A. axillaris; Hautschnitt

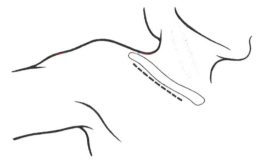

8.1 Infraclaviculärer Zugang

Der Patient liegt auf dem Rücken, der Arm ist anliegend, um den M. pectoralis major zu entspannen. Der Operateur steht lateral des zu operierenden Armes. Direkt distal der Clavicula, parallel zu ihrem mittleren Abschnitt wird eine ca. 8 cm lange Hautincision ausgeführt (Abb. 43). Nach Durchtrennen des Subcutangewebes und der oberflächlichen Fascie stößt man auf den claviculären Anteil des M. pectoralis major, der von seinem Ansatz an der Clavicula losgelöst wird. Alternativ kann der Muskel auch durchtrennt werden, was am besten elektrisch geschieht. Sobald man auf die Fascia clavipectoralis stößt, wird diese in gesamter Ausdehnung der Hautwunde incidiert. Der M. subclavius wird dadurch frei. Ihn hält man gegen die Clavicula, also cranialwärts, incidiert das hintere Blatt der erwähnten Fascie und exponiert so das Gefäß-Nerven-Bündel (Abb. 44).

Durch die hier dargelegte Präparation erhält man nur zum 1. Segment der A. axillaris Zugang. Größere Gefäßrekonstruktionen sind von diesem Zugang schwer auszuführen und erfordern in der Mehrzahl der Fälle größere Freilegungen. Ligaturen der A. axillaris bei Notfällen lassen sich mittels dieser Exposition aber leicht ausführen.

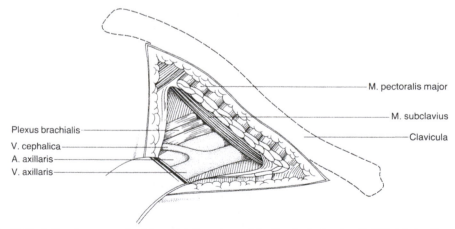

Plexus brachialis

V. cephalica

A. axillaris

V. axillaris

M. pectoralis major

M. subclavius

Clavicula

Abb. 44. Nach Durchtrennung des M. pectoralis major und der Fascia clavipectoralis läßt sich das Gefäß-Nerven-Bündel freipräparieren

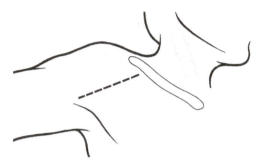

Abb. 45. Deltopectoraler Zugang zur A. axillaris; Hautschnitt

8.2 Deltopectoraler Zugang

Der Kranke liegt auf dem Rücken, die obere Extremität ist leicht im Schultergelenk abduziert und nach außen rotiert. Die Stellung des Operateurs ist wie in Kap. 8.1 angegeben. Die Hautincision – etwa 10 cm lang – wird in die Mohrenheim-Grube plaziert, also entlang der Grenze zwischen M. pectoralis major und M. deltoideus von der Clavicula bis zum unteren Rand des M. pectoralis major reichend (Abb. 45). Bei der Durchtrennung des Subcutangewebes muß auf die V. cephalica geachtet werden (Abb. 46), die am besten nach lateral gehalten wird. Durch medialen Zug am M. pectoralis major wird der Raum zwischen M. pectoralis major und M. deltoideus breiter. Entlang der V. cephalica kommt man in die Tiefe zwischen beide Muskeln und stößt bei stumpfer Präparation an den medialen Rand des M. pectoralis minor. Meist gelingt es, den Muskel mit dem Finger zu umfahren. Aus Gründen der Übersichtlichkeit wird der M. pectoralis minor von uns nahe seines Ansatzes am Prozessus coracoideus durchtrennt (Abb. 47). In dem nun sichtbaren Fettgewebe liegen Lymphknoten und Äste der A. thoracoacromiolis, die soweit wie möglich geschont werden sollten. Durch Verfolgung der A. thoracoacromials gelingt es zumeist, rasch den Hauptstamm der A. axillaris zu finden. Medial der Arterie sollte die V. subclavia, lateral der Arterie der Plexus brachialis geschont werden.

Alternativ läßt sich auch transpectoral vorgehen. Hierbei wird nach der Hautincision in Höhe der Mohrenheim-Grube – also ähnlich wie oben angegeben – der M. pectoralis major in Faserverlauf gespalten (Abb. 48). Nach Einsetzen zweier Roux-Haken und Retraktion des cranialen und caudalen Muskelrandes, stößt man

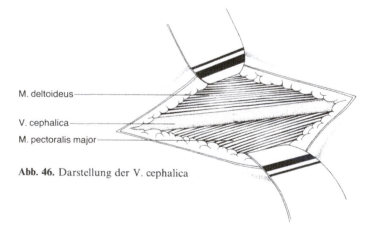

M. deltoideus ————————————————

V. cephalica ————————

M. pectoralis major ————————

Abb. 46. Darstellung der V. cephalica

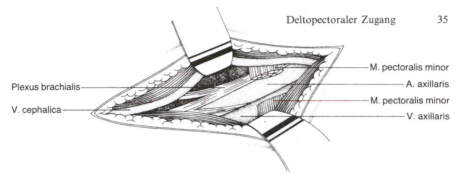

Abb. 47. Nach Eindringen zwischen M. pectoralis major und M. deltoideus sowie nach Durchtrennen des M. pectoralis minor liegt der Gefäß-Nerven-Strang frei

auf den M. pectoralis minor, der am besten wieder nahe seines Ansatzes am Prozessus coracoideus durchtrennt wird (Abb. 49). Die weitere Präparation gestaltet sich wie aufgezeigt (s. Kap. 8.1).

Die unter Kap. 8.1 und 8.2 erwähnten Zugänge können primär miteinander kombiniert werden, so daß es zu einer hockeyschlägerartigen Hautincision kommt (Abb. 50). Das weitere Vorgehen wurde dargestellt (s. Kap. 8.1) (Abb. 51 u. 52).

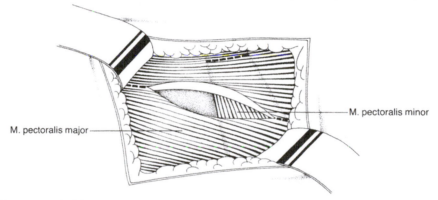

Abb. 48. Transpectorales Vorgehen: nach einem Hautschnitt parallel zur Mohrenheim-Grube wird der M. pectoralis major in Faserrichtung durchtrennt

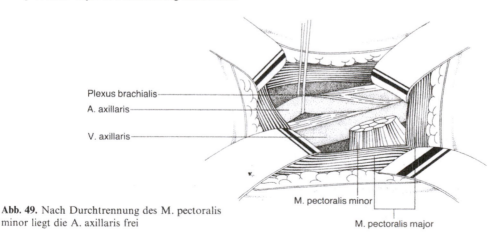

Abb. 49. Nach Durchtrennung des M. pectoralis minor liegt die A. axillaris frei

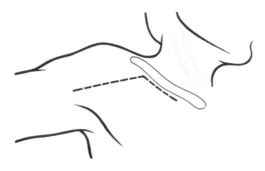

Abb. 50. Freilegen der A. axillaris durch
Kombination des infraclaviculären und delto-
pectoralen Zuganges; Hautschnitt

Primär sollte versucht werden, mit der kleineren Exposition auszukommen und
die Kombination beider Zugangswege erst sekundär vorzunehmen, wenn sich die
Darstellung der A. axillaris als schwierig erweist.

Unserer Erfahrung nach sollte man das 1. und 2. Segment der A. axillaris mittels deltopectoralem Zugang freilegen. Ist die Übersichtlichkeit eingeschränkt oder
der Raum zu eng, sollte man nicht zögern, den M. pectoralis major von der Clavicula abzulösen, um so eine breitere Exposition der A. axillaris zu erhalten. Alle
zentralen Anschlüsse bei axillofemoralen Bypassen [16] führen wir mit dem delto-
pectoralen Zugang aus.

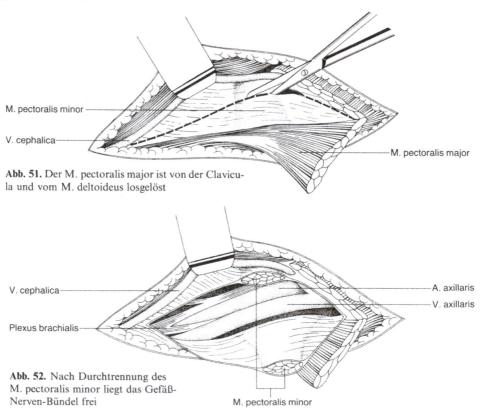

Abb. 51. Der M. pectoralis major ist von der Clavicula und vom M. deltoideus losgelöst

Abb. 52. Nach Durchtrennung des
M. pectoralis minor liegt das Gefäß-
Nerven-Bündel frei

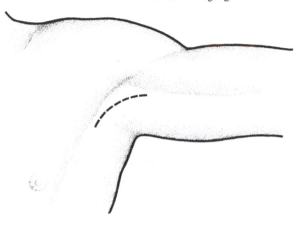

Abb. 53. Axillärer Zugang zur A. axillaris; Hautschnitt

8.3 Axillärer Zugang

Mit Hilfe dieses Zuganges werden die distalen Teile des 3. Segmentes der A. axillaris sowie die Anfangsstrecke der A. brachialis freigelegt.

Der Arm ist im Schultergelenk um 90° abduziert und liegt auf einem separaten Tischchen. Der Operateur sitzt zwischen abduziertem Arm und Thoraxwand, die Assistenz steht ihm gegenüber. Ein ca. 10 cm langer Hautschnitt wird in den vorderen Achselbogen plaziert (Abb. 53) und der subcutane Fettlappen leicht nach dorsal präpariert. Zwischen M. pectoralis major und M. coracobrachialis vorn und M. latissimus dorsi hinten stößt man bei Spreizung der Wunde auf das Gefäß-Nerven-Bündel. Nach Eröffnen der Gefäß-Nerven-Scheide liegt die V. axillaris ventral, der N. medianus lateral der Arterie (Abb. 54). Auch hier gilt: auf die Arterie zu präparieren. Dadurch ist das Umfahren des Gefäßes gefahrlos und benachbarte Strukturen werden nicht verletzt.

Der Zugang ist leicht und erfordert keine größeren Präparationen. Da man aber die Endstrecke der A. axillaris freilegt, ist diese Art der Präparation vorwiegend bei Blutungen der A. brachialis indiziert, um so rasch eine proximale Kontrolle über die Blutung zu bekommen.

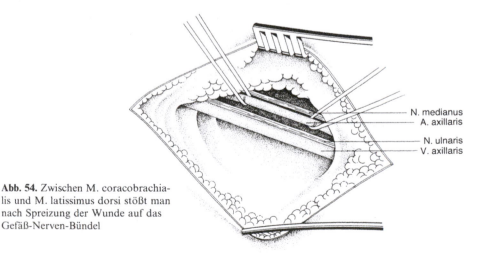

N. medianus
A. axillaris

N. ulnaris
V. axillaris

Abb. 54. Zwischen M. coracobrachialis und M. latissimus dorsi stößt man nach Spreizung der Wunde auf das Gefäß-Nerven-Bündel

9 Zugang zur A. brachialis

Die direkte Fortsetzung der A. axillaris distal der Achselhöhle ist die A. brachialis, die begleitet von 2 Venen und dem N. medianus im Sulcus bicipitalis medialis gegen die Ellenbeuge hin verläuft. Topographisch gesehen liegt die A. brachialis im Regelfall im distalen Oberarmbereich medial des M. biceps, im proximalen Oberarmdrittel medial des M. coracobrachialis. Der N. medianus überkreuzt die A. brachialis in seinem Verlauf nach distal. Proximal findet man ihn lateral, distal medial der Arterie. Der wichtigste Abgang der A. brachialis ist die A. profunda brachii, die begleitet vom N. radialis, zwischen Caput mediale und Caput longum des M. triceps verläuft.

Als A. brachialis superficialis wird eine oberflächlich zum N. medianus verlaufende Arterie bezeichnet, die weiter distal auch vor dem Lacertus fibrosus liegen kann. Damit ist eine Verwechselung mit einer oberflächlich liegenden Vene relativ leicht gegeben, ein Umstand, den man sich bei jeder intravenösen Injektion vor Augen halten sollte. Der Regelfall der Lehrbücher soll nach LIPPERT [94] bei 78% der Fälle auftreten. Bei 9% der Patienten soll nur eine A. brachialis superficialis angelegt sein und in 13% der Fälle finden sich 2 Arterienhauptstämme. Analog zum Kompressionssyndrom der A. poplitea ist von SCHULZE-BERGMANN [141] das der A. brachialis beschrieben worden, bei dem die A. brachialis von einem kräftigen Caput tertium des M. biceps brachii gequetscht wurde und thrombosierte. Die Ausbildung eines 3. Bizepskopfes wird bei etwa 10% aller Menschen gefunden.

9.1 Im proximalen Oberarm

Der Patient liegt auf dem Rücken, die obere Extremität ist abduziert, leicht nach außen rotiert und auf einem separaten Tischchen gelagert. Der Operateur sitzt medial, die Assistenz lateral vom Arm. Entlang des M. biceps wird ein 8 cm langer Hautschnitt in den Sulcus bicipitalis medialis gelegt (Abb. 55). Soll ein größeres Stück der Arterie freigelegt werden, wird die Hautincision parallel zum M. biceps nach proximal und distal erweitert. Die V. basilica, die meist in Oberarmmitte die

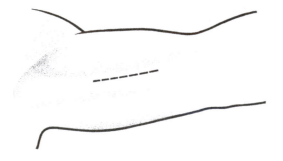

Abb. 55. Freilegung der A. brachialis in Oberarmmitte; Hautschnitt

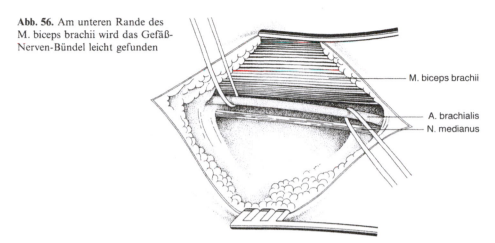

Abb. 56. Am unteren Rande des
M. biceps brachii wird das Gefäß-
Nerven-Bündel leicht gefunden

M. biceps brachii

A. brachialis
N. medianus

Fascie durchbohrt, sollte geschont werden. Subcutangewebe und Fascie werden entsprechend der Länge des Hautschnittes durchtrennt. An der medialen Grenze des M. biceps liegt das Gefäß-Nerven-Bündel, dessen Fascie eröffnet wird. Der N. medianus wird angeschlungen und vorsichtig mit einem Gummibändchen nach lateral gehalten. Dadurch wird die Arterie sichtbar, die auf die gewünschte Länge freigelegt wird (Abb. 56). Die die Arterie begleitenden 2 Vv. brachiales sollten geschont werden.

9.2 Im distalen Oberarm

Der Arm ist um 90° im Schultergelenk abduziert und der Unterarm in Supination auf einem separaten Tischchen gelagert. Die Stellung des Operateurs ist wie in Kap. 9.1 angegeben. Durch Unterfütterung des Unterarmes wird die Ellenbeuge leicht entspannt. Die Hautincision wird S-förmig gelegt (Abb. 57), wobei die Spitze des „S" im Sulcus bicipitalis medialis anfängt. In Ellenbogengelenkshöhe sollte der Hautschnitt quer verlaufen und dann nach lateral in den oberen radialen Teil des Unterarmes ausschwingen. Bei der Durchtrennung des Subcutangewebes sollten

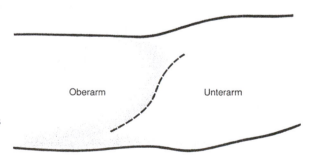

Oberarm   Unterarm

Abb. 57. Freilegung der A. brachialis
in der Ellbeuge mittels S-förmigem
Hautschnitt

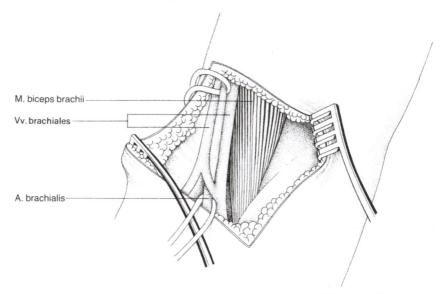

M. biceps brachii

Vv. brachiales

A. brachialis

Abb. 58. Nach Durchtrennen des Lacertus fibrosus stellt sich das Gefäß-Nerven-Bündel dar

die oberflächlichen Venen geschont werden. Der Lacertus fibrosus muß immer durchtrennt werden, wodurch die A. brachialis erst sichtbar wird (Abb. 58). Auf der Arterie wird nun weiter nach distal präpariert, bis die Bifurkation der A. brachialis in die A. ulnaris und A. radialis freiliegt (Abb. 59). Zwei die Arterie auch hier begleitende Venen sollten geschont werden. Der N. medianus liegt in diesem Abschnitt der Exposition medial der Arterie und stört meist bei der Präparation nicht.

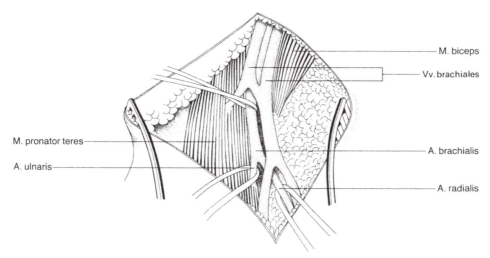

M. biceps

Vv. brachiales

M. pronator teres

A. ulnaris

A. brachialis

A. radialis

Abb. 59. Die Aufteilung der A. brachialis ist freipräpariert

10 Zugang zu den Unterarmarterien

Aus der Teilung der A. brachialis unterhalb der Ellenbeuge entstehen die A. radialis, die den Verlauf der Oberarmarterie fortsetzt und die A. ulnaris, die stärkere der beiden Unterarmarterien.

Die A. ulnaris verläuft bogenförmig entlang der ulnaren Seite des Unterarms auf den tiefen Beugemuskeln der Hohlhand entgegen. Bedeckt wird sie von den oberflächlichen Beugern, dem M. pronator teres, dem M. flexor carpi radialis, dem M. palmaris longus und dem M. flexor digitorum superficialis sowie von dem N. medianus, der wiederum von der Arterie durch das Caput ulnare des M. pronator teres getrennt ist. Etwa in der Mitte des Unterarms gesellt sich der N. ulnaris auf der ulnaren Seite zur Arterie, die aber immer noch vom M. carpi ulnaris und dem M. flexor digitorum superficialis bedeckt und damit deutlich geschützt bleibt. Erst im unteren Drittel des Unterarms tritt die Arterie zwischen den Sehnen o. g. Muskeln hervor und wird damit chirurgisch leichter zugänglich. Schließlich gehen die Endäste der A. ulnaris in die Hohlhandbögen über, wobei die A. ulnaris vorwiegend den oberflächlichen Hohlhandbogen speist.

Wichtigster Seitenast für die Versorgung des Kollateralnetzes sowohl im Ellenbogengelenk wie auch in Höhe des Handgelenkes ist die A. interossea, die von der Dorsalfläche des Stammes der A. ulnaris etwa 2 cm distal ihres Ursprunges entspringt. Äste dieser Arterie ziehen auf der Dorsal- und Volarseite der Membrana interossea zum Handgelenk.

Die A. radialis – der kaliberschwächere Endast der Oberarmarterie – läuft unter dem Lacertus fibrosus auf die radiale Seite des Unterarmes, zunächst noch vom M. brachioradialis bedeckt, weiter distal jedoch ulnar der Sehne des letztgenannten Muskels. Zunächst liegt die A. radialis auf dem M. pronator teres, dann auf dem M. flexor pollicis longus, ulnar liegt die Sehne des M. flexor carpi radialis. Während ihres Verlaufes am Unterarm wird die A. radialis vom Ramus superficialis N. radialis begleitet. Ihr Endast versorgt vorwiegend den tiefen Hohlhandbogen.

Die hier dargestellte normale Anatomie der Unterarmarterien findet sich nach LIPPERT [94] bei 84% der Fälle. Aus einer A. brachialis superficialis kann in 8% eine A. antebrachialis superficialis werden, die die eigentliche A. ulnaris ersetzen oder sich mit ihr vereinigen kann. Bei ebenfalls 8% der Patienten soll nach LIPPERT [94] die A. mediana bestehen bleiben, die bei Menschen regelmäßig angelegt wird, sich normalerweise jedoch im 2. Embryonalmonat zurückbildet.

10.1 Zur A. radialis

Die Hautincision für die A. radialis verläuft entlang einer Linie, die von der Mitte der Ellenbeuge – dort, wo normalerweise der A. brachialis-Puls getastet wird – zum Processus styloideus radii verläuft. Über jedem Abschnitt des Unterarmes läßt sich die Arterie leicht freilegen (Abb. 60).

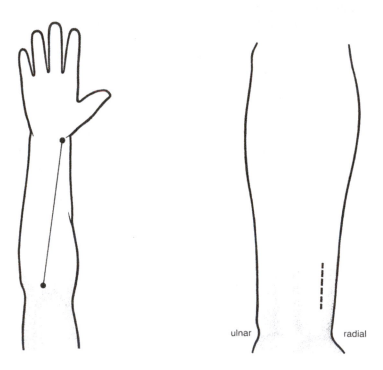

ulnar   radial

Abb. 60. Leitlinie zum Aufsuchen der A. radialis

Abb. 61. Hautschnitt zur Freilegung der distalen A. radialis

Der Arm, in der Schulter 90° abduziert, wird auf einem Seitentisch gelagert. Der Operateur sitzt ulnar, die Assistenz radial des Armes. Die Haut wird wie oben beschrieben eingeschnitten. Die Muskelfascie wird in der Grube zwischen M. brachioradialis radial und M. pronator teres ulnar incidiert. Beide Muskeln werden auseinandergehalten, wodurch das Gefäß-Nerven-Bündel sichtbar wird. Die Arterie wird normalerweise von 2 Venen und dem Ramus superficialis des N. radialis begleitet.

Das distale Drittel der A. radialis ist noch leichter freizulegen. Je nach Bedarf kann eine Hautincision längs oder quer angelegt werden (Abb. 61). Nach Durchtrennen der Fascie stößt man zwischen den Sehnen des M. brachioradialis und des Flexor carpi radialis auf die Arterie (Abb. 62). Speziell zur Anlage von arteriovenösen Dialyseshunts wird die distale A. radialis häufig benutzt.

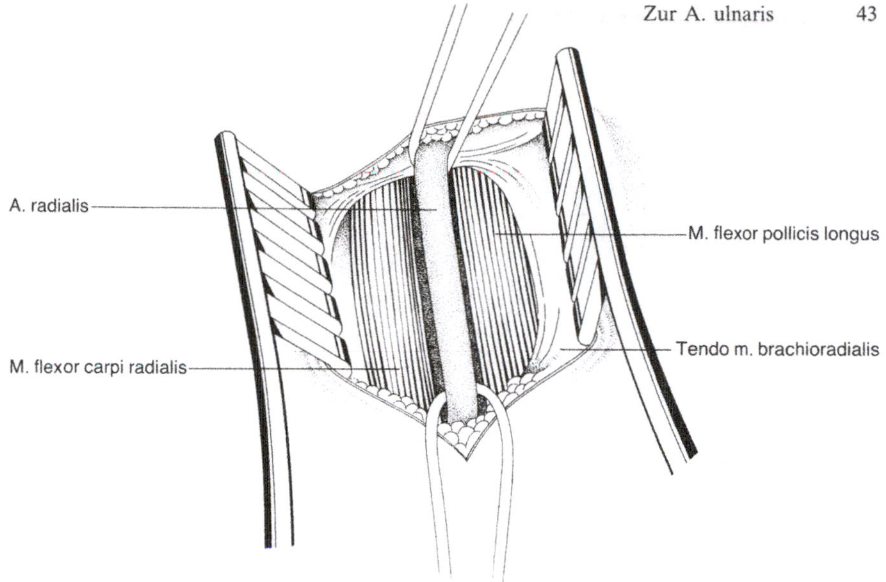

A. radialis

M. flexor pollicis longus

Tendo m. brachioradialis

M. flexor carpi radialis

Abb. 62. Die A. radialis ist freigelegt und angeschlungen

10.2 Zur A. ulnaris

Lagerung und Stellung des Operateurs entsprechen der in Kap. 10.1 beschriebenen. Im oberen Drittel des Unterarms, etwa 4 QF distal des Epicondylus medialis wird ein 8–10 cm langer Längsschnitt über dem vermuteten Verlauf der A. ulnaris ausgeführt. Als Verlaufslinie für die A. ulnaris sollte man sich die Linie Epicondylus medialis-Os pisiforme merken. Haut, Subcutangewebe und tiefe Muskelfascie

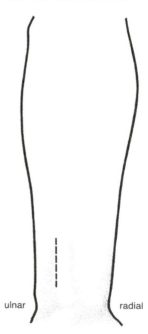

Abb. 63. Hautschnitt zur Freilegung der distalen A. ulnaris

ulnar   radial

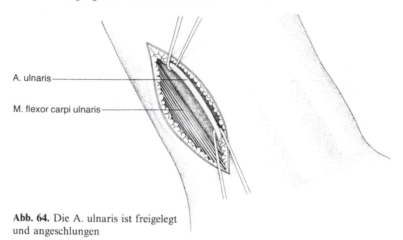

A. ulnaris

M. flexor carpi ulnaris

Abb. 64. Die A. ulnaris ist freigelegt und angeschlungen

werden incidiert. Im distalen Wundwinkel schiebt man den M. carpi ulnaris nach ulnar und stößt auf das Gefäß-Nerven-Bündel, das nun nach cranial verfolgt wird. Der N. ulnaris liegt normalerweise medial, die Arterie wird von 2 Venen begleitet. Lateral des Gefäß-Nerven-Bündels liegt der M. flexor digitorum superficialis, der cranial nach lateral gehalten werden muß, um gut an das Gefäß-Nerven-Bündel heranzukommen.

Die distale A. ulnaris wird durch einen Längsschnitt, den man direkt über dem Handgelenk plaziert, freigelegt (Abb. 63). Nach Einschneiden der Fascie findet man das Gefäß-Nerven-Bündel zwischen der Sehne des M. flexor carpi ulnaris und der des M. flexor digitorum superficialis. Der N. ulnaris liegt medial der Arterie (Abb. 64).

11 Zugang zur Aorta abdominalis

Die Aorta abdominalis tritt leicht nach links versetzt als Fortsetzung der Aorta thoracica auf Höhe von Th 12 durch den Hiatus aorticus in den Retroperitonealraum über und verläuft dann ziemlich genau in der Mitte der Lendenwirbelsäule. Auf Höhe der Bandscheibe L 4/5 teilt sie sich in die Aa. iliacae communes, nachdem sie zuvor paare und unpaare Äste zu den Visceralorganen abgegeben hat (Abb. 65). LAUB u. KOUNTZ [86] sowie LONGO u. SANTA [96] fanden als idealen Wert für das Verhältnis von iliacalen zu aortalen Durchmessern 0,6–0,7 und nicht 0,5, wie es bei den meisten Bifurkationsprothesen verwirklicht ist. Die rudimentäre Fortsetzung der Aorta abdominalis stellt die A. sacralis mediana dar, die an der Bifurkation in der Mittellinie entspringt. Umgeben ist die abdominale Aorta von Nerven und Lymphbahnen (Abb. 66). Im oberen Teil liegt sie auf der Cisterna chyli. Begleitet von gleichnamigen Venen verlaufen 4 Paar Lumbalarterien quer über die Körper der Lendenwirbel zur Versorgung von Rücken- und Bauchmuskulatur. Die Lumbalvenen sind dünnwandig und bei der Präparation der Aorta sorgfältig zu schonen. Rechtsseitig wird die Aorta von der V. cava begleitet, die durch Vereinigung der beiden Vv. iliacae communes in Höhe von L 5 entsteht und in leicht schräger Richtung nach rechts oben gegen das Foramen venae cavae zieht. Die venöse Bifurkation liegt dorsal der arteriellen. In dieser Höhe liegen Aorta und V. cava dicht beieinander, um weiter cranial immer mehr Abstand voneinander zu be-

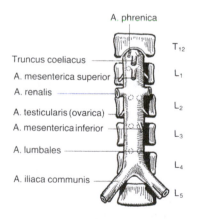

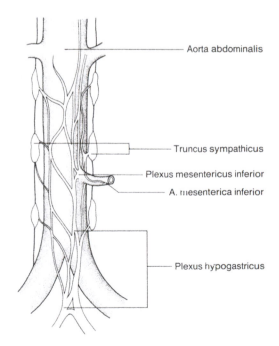

Abb. 65. Schematische Darstellung der abdominalen Aorta mit den wichtigsten Seitenästen

Abb. 66. Sympathische Nervenfasern, ▷ die die abdominale Aorta umgeben. Beachte die einzelnen Plexus

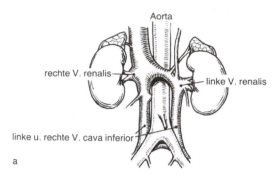

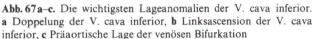

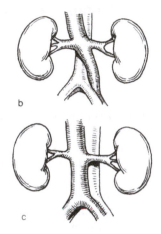

Abb. 67a–c. Die wichtigsten Lageanomalien der V. cava inferior.
a Doppelung der V. cava inferior, **b** Linksascension der V. cava
inferior, **c** Präaortische Lage der venösen Bifurkation

kommen. Schwierigkeiten bei der Präparation sowie Komplikationen von seiten
der V. cava treten also bevorzugt in Bifurkationshöhe auf [91]. Bei der Dissection
der Aortenbifurkation ist sorgfältigst auf die linke V. iliaca communis zu achten,
die fast horizontal über L 5 verläuft.

Anomalien der Aorta, wie die Rechtsverlagerung, sind selten. Häufiger findet
man Variationen der Teilungshöhe der Aorta. Bei allen Eingriffen an der distalen
abdominalen Aorta muß man auf Variationen der V. cava und der linken V. renalis gefaßt sein [21, 133, 158].

Die wichtigsten Lageanomalien der V. cava inferior sind: Doppelung, die retro-
oder präaortisch möglich ist, Linksverlagerung und präaortische Lage der venösen
Bifurkation, wobei die Doppelung bei 2,2–3% und die Linksverlagerung der V. cava inferior bei 0,2–0,5% der Patienten auftreten soll [21, 166] (Abb. 67a–c).

Bei der Doppelung der V. cava inferior können beide Kanäle gleich stark sein,
oft ist jedoch eine Seite führend, wobei dann auf der nicht dominanten Seite nur
Rudimente zu finden sind.

Die Variationsmöglichkeiten der linken V. renalis sind in Abb. 68a–e dargestellt. Für den Chirurgen gilt als Wichtigstes festzuhalten, daß die linke V. renalis
auch retroaortisch verlaufen kann [133, 158].

Die abdominale Aorta unterteilt man aus topographischen Gründen in 3 Abschnitte:

1. Den oberen Abschnitt. Er reicht vom Hiatus aorticus bis zum oberen Rand des
Pankreaskörpers. Hier entspringt der Truncus coeliacus. Umgeben ist die Aorta in
dieser Region vom Plexus coeliacus, der die Präparation wegen des derben Gewe-
bes oft erschweren kann. Links und rechts der Aorta liegen die Crura des Zwerchfells, ventral wird sie vom kleinen Netz und vom Magen überlagert.

2. Den mittleren Abschnitt. Er liegt hinter Pankreas und Duodenum. In diesem Bereich entspringen die linke und rechte A. renalis, die A. mesenterica superior und
die A. testicularis bzw. die A. ovarica. Die Höhe des Ursprungs dieser Äste zu den
Wirbelkörpern ist variabel [98]. Vor der Aorta liegt die linke V. renalis, die von
links kommend rechts in die V. cava inferior einmündet. Bei allen Dissectionen
muß diese Struktur besonders geschützt werden.

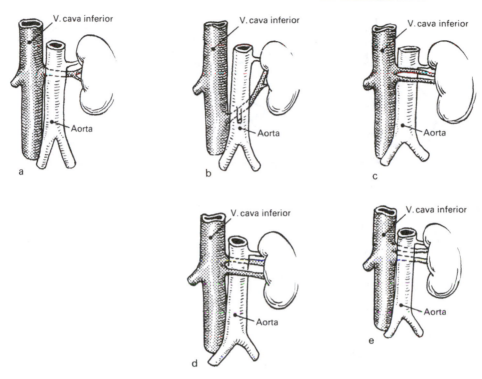

Abb. 68 a–e. Wichtigste Anomalien der linken V. renalis. **a** Retroaortische Lage der linken V. renalis, **b** Retroaortische Lage mit Einmündung der linken V. renalis in Höhe der A. mesenterica inferior, **c** Doppelung der linken V. renalis präaortisch, **d** Doppelung der linken V. renalis, 1 Ast prä-, 1 Ast retroaortisch, **e** Doppelung der linken V. renalis, beide Äste retroaortisch

3. Den subduodenalen Abschnitt. Dieser Teil ist je nach Ausdehnung und Knickbildung des ascendierenden Duodenums sowie nach Länge des Treitz-Bandes unterschiedlich groß, aber relativ leicht zu erreichen, da nur Retroperitoneum, Lymphbahnen und präaortales Fettgewebe durchtrennt werden müssen. Bei der Mehrzahl der Patienten überzieht das Duodenum in Höhe von L 3 die Medianlinie [3]. In diesem Abschnitt der Aorta entspringt die A. mesenterica inferior.

Vom chirurgischen Standpunkt ist es jedoch einfacher, zwischen infra- und suprarenaler Aorta zu unterscheiden.

11.1 Zur infrarenalen Aorta

Der Patient ist auf dem Rücken gelagert. Die Lumbalregion ist mit einem Kissen unterfüttert, oder der Operationstisch ist mit einem Gallenbänkchen so hergerichtet, daß der Nabel ungefähr die höchste Stelle bildet. Die infrarenale Aorta abdominalis wird von uns standardmäßig transperitoneal mit einer medianen Längsincision vom Processus xiphoideus bis zur Symphyse reichend freigelegt. Der Nabel

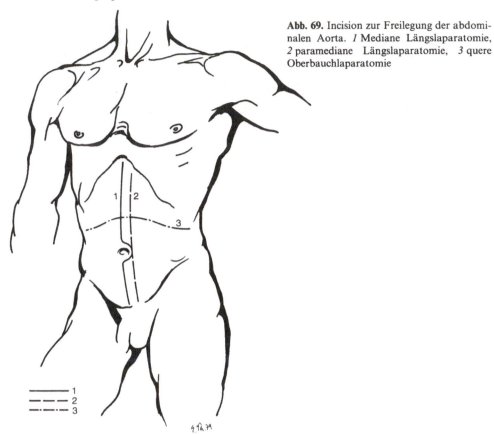

wird links umschnitten (Abb. 69). Nach Durchtrennen des Subcutangewebes incidiert man die Linea alba oberhalb des Nabels. Da unterhalb des Nabels die Linea alba nur als Septum vorhanden und oft gar nicht zu erkennen ist, eröffnen wir infraumbilical eine Rectusscheide dicht neben der Mittellinie [136]. Ist das präperitoneale Fett durchtrennt, wird das Peritoneum zunächst immer supraumbilical incidiert, da so die Gefahr einer Verletzung intraabdominaler Organe am geringsten ist.

Nach Eröffnen der Bauchhöhle wird diese zunächst sorgfältig exploriert. Die intraabdominalen Organe werden untersucht und zusätzlich Truncus coeliacus, A. mesenterica superior und Aorta abdominalis auf Pulse oder Schwirren hin palpiert. Findet sich ein Zweitbefund, gilt zu entscheiden, wie der Eingriff fortgeführt werden soll. Für uns gelten etwa folgende Richtlinien:

1. Zweitbefunde, bei deren Therapie weiterhin aseptische Bedingungen bestehen bleiben, sind mit jeder Art von Gefäßrekonstruktionen zu kombinieren, auch wenn Kunststoffmaterial implantiert werden muß.
2. Zweitbefunde, bei deren Therapie bedingt aseptische bzw. septische Bedingungen vorherrschen, erfordern ein zweizeitiges Vorgehen bzw. ein gefäßchirurgisches Verfahren, bei dem kein Fremdmaterial verwandt wird.

Abb. 70. Schematische Darstellung
der Incision des Retroperitoneums
(gestrichelte Linie) zur Freilegung der
infrarenalen Aorta abdominalis

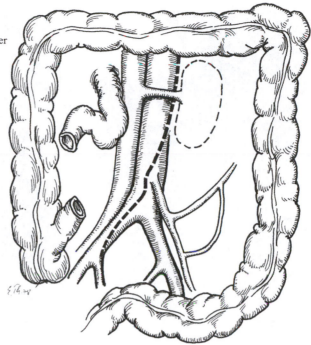

3. Zweitbefunde, die ihrerseits eine schlechte Prognose haben, rechtfertigen nur
   ein palliatives gefäßchirurgisches Vorgehen [92].

Um an die retroperitoneal liegende Aorta zu gelangen, müssen zunächst intraabdominal liegende Organe verlagert werden. Dazu wird das große Netz mit
Colon transversum nach cranial geschlagen. Der Dünndarm wird in einen Sack
oder in feuchte Bauchtücher eingepackt und nach rechts verlagert, wobei praktische Gründe für eine intraabdominale Verstauung oder für eine Verlegung vor die
Bauchdecken sprechen. Durch Einsetzen von breiten Haken wird sodann das Retroperitoneum angespannt und entlang einer Linie, die parallel zur Mesenterialwurzel verläuft und medial der rechten A. iliaca communis beginnt, incidiert
(Abb. 70). Stört dabei das Sigma, kann dieses auch mittels feuchter Bauchtücher
im linken Unterbauch fixiert werden. Durch Zug am oberen Jejunum nach rechts
wird die Incision des Retroperitoneums, die cranialwärts bis zur Flexura duodenojejunalis fortgeführt wird, erleichtert. Nach Durchtrennen des Treitz-Bandes können das ascendierende Duodenum sowie die ersten Jejunalabschnitte relativ leicht
stumpf nach rechts abgeschoben werden, wobei die Mesenterialgefäße einer weiteren Rechtsverlagerung Grenzen setzen. Bei der Incision des Retroperitoneums
kann die V. mesenterica inferior stören. Sie darf ligiert werden. Durch Nachsetzen
der breiten Haken wird nun etwas links der Mittellinie in die Tiefe eingegangen,
die Aorta freipräpariert und standardmäßig bis zur vor der Aorta kreuzenden linken Nierenvene dargestellt (Abb. 71). Erst dann wendet sich die Dissection den
caudalen Abschnitten der Aorta zu. Dabei müssen meist dickere Fettschichten, in
denen sich viele Lymphknoten und Nervenfasern befinden, durchtrennt werden.

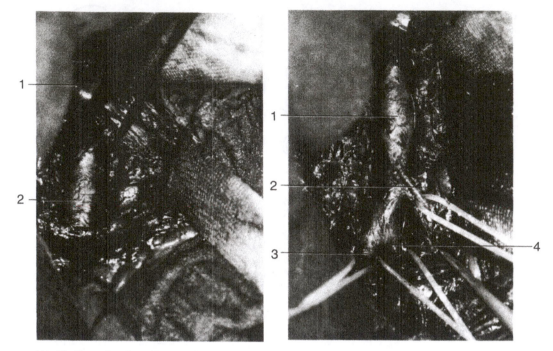

Abb. 71. Operationsfoto: Der proximale Teil der Aorta abdominalis bis zur linken Nierenvene ist freigelegt. *1* V. renalis links, *2* Aorta abdominalis

Abb. 72. Operationsfoto: Die infrarenale Aorta abdominalis ist total freigelegt. *1* Aorta abdominalis, *2* A. mesenterica inferior, *3* A. iliaca rechts, *4* A. iliaca links

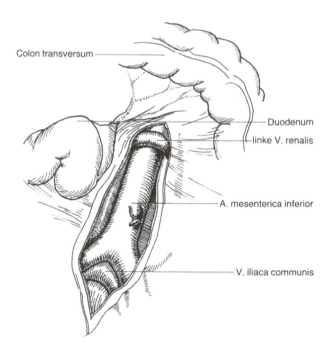

Colon transversum

Duodenum

linke V. renalis

A. mesenterica inferior

V. iliaca communis

Abb. 73. Freigelegte infrarenale Aorta abdominalis.

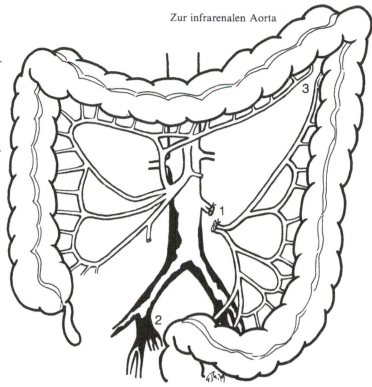

Zur infrarenalen Aorta

Abb. 74. Anatomische Ursachen für eine postoperativ auftretende ischämische Colitis. *1* Unkorrekte Lage der Ligatur der A. mesenterica inferior, *2* beidseitiger Verschluß der Aa. iliacae internae, also schlechte Kollateralisation, *3* mangelhafte Kollateralisation zwischen A. mesenterica superior und inferior

Kleinere Blutungen werden coaguliert oder ligiert. Bei der Präparation muß auf die A. mesenterica inferior geachtet werden, deren Abgang dargestellt und angeschlungen werden soll. Um möglichst linksseitige Nervengeflechte zu schonen, versuchen wir, die Dissection grundsätzlich am rechten Aortenrand nach caudal fortzuführen. Die Aortenbifurkation sollte im Regelfall wegen der Gefahr der Verletzung der linken V. iliaca communis nicht freipräpariert werden. Um Klemmen setzen zu können, ist es oft leichter, die linke und rechte A. iliaca communis separat kurz vor der Aufteilung in die A. iliaca interna und externa zu umfahren und anzuzügeln, wobei man natürlich auch auf die dorsal liegenden begleitenden Venen achten muß (Abb. 72 u. 73).

Die laterale Freipräparation der Aorta kann rechts zur V. cava hin wegen entzündlicher Verwachsungen manchmal schwierig sein. Deshalb sollte hier die Präparation beginnen, wobei als Regel gilt, als Dissektionsebene eher die Aortenadventitia zu wählen. Durch Abdrängen der Aorta nach links mit Hilfe eines Präpariertupfers und Anspannen der Cavawand von rechts her mittels einer atraumatischen Pinzette des Operateurs gelingt es bei geduldiger Präparation meist, eine Ebene zu finden, in der die Aorta umfahren werden kann. Aus Sicherheitsgründen sollte das umfahrende Instrument immer von rechts nach links geführt werden. Die Aorta wird dann an einem Bändchen hochgehoben und die Aa. lumbales dargestellt, wobei im Regelfall pro Wirbelkörper 1 Paar Aa. lumbales aufgefunden werden.

Die hier aufgezeigte Routinefreilegung der distalen Aorta gibt Anlaß zu mehreren Fragen:

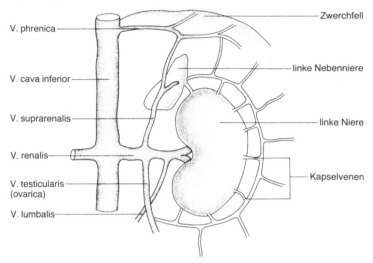

Abb. 75. Venöse Kollateralwege der linken Niere bei Verschluß der linken V. renalis. (Nach LIAVAG u. EKGREN [93])

1. Darf die A. mesenterica inferior ligiert werden? OTTINGER [116] berichtet, daß bei den 33 000 jährlich in den USA durchgeführten Operationen an der distalen Aorta in der Mehrzahl der Fälle die A. mesenterica inferior ligiert wird. Nur in 1–2% soll es dabei zu einer ischämischen Colitis kommen. Nach CRAWFORD [31] wird die intraoperative Ligatur der A. mesenterica inferior immer dann toleriert, wenn keine Dickdarmresektion vorausgegangen ist und die natürlichen Kollateralen zwischen der A. mesenteria superior und inferior nicht primär atretisch waren. Die klinische Erfahrung bei der periaortalen Lymphadenektomie [146] sowie den gefäßchirurgischen Eingriffen scheint dieser Meinung recht zu geben. Verschwinden die Pulsationen im Mesosigma nach Abklemmen der A. mesenterica inferior oder kommt es intraoperativ zu einer Verfärbung des Sigmas nach Ligatur der A. mesenterica inferior – beachte in Abb. 74 die falschplazierte Ligatur – muß die A. mesenterica inferior neu implantiert werden. Eine Neuimplantation sollte in Erwägung gezogen werden, wenn auf der präoperativen Angiographie Stenosen der A. mesenterica superior oder des Truncus coeliacus sichtbar sind.

2. Darf die linke Nierenvene ligiert werden? Speziell bei der Operation von Aneurysmata kann es zu Einrissen der linken Nierenvene kommen, die dann die gestellte Frage aktuell erscheinen läßt. LAURENTIS u. Mitarb. [38] sowie NEAL u. Mitarb. [114] berichten von 15 Fällen, bei denen die linke Nierenvene während Aneurysmektomien ligiert wurde, ohne daß es zu einer funktionellen Beeinträchtigung der linken Niere kam. Voraussetzung der Ligatur ist, daß diese möglichst nah der V. cava ausgeführt wird, damit der Abfluß der linken Niere über die V. suprarenalis und testicularis bzw. ovarica sichergestellt ist (Abb. 75). SZILAGYI u. Mitarb. [155] schlugen die Reanastomosierung der Vene nach Durchtrennung vor. Generell wird man immer danach trachten, die linke Nierenvene zu erhalten. Durch leichten Zug der umschlungenen Vene nach cranial lassen sich oft entscheidende Zentimeter gewinnen, die eine Durchtrennung bzw. Ligatur dann unnötig machen.

An die Möglichkeit der Autotransplantation der linken Niere sollte bei Schwierigkeiten gedacht werden [11, 85].

3. Wieviel Aa. lumbales dürfen ligiert werden? Die Besonderheit der Blutversorgung des lumbalen Rückenmarkes besteht darin, daß es im allgemeinen äußerst zuflußarm ist und fast ausschließlich vom Ramus descendens der A. radicularis magna versorgt wird. Diese Arterie tritt als größte Vorderwurzelarterie zwischen Th 9 und Th 12, also oberhalb der Nierenarterienabgänge in den Spinalkanal [78]. Eine tiefe Variante geht zwar in etwa 11% von dem 2. oder 3. Lumbalarterienpaar ab. In diesen Fällen soll aber ein 2. Gefäß suprarenal bestehen bleiben, eine Beobachtung, die das äußerst seltene Vorkommen spinaler Durchblutungsstörungen in der infrarenalen Aortenchirurgie erklärt [1, 48, 160]. Theoretisch bedeutet das zwar, daß infrarenal die Mehrzahl der Aa. lumbales ligiert werden darf, praktisch jedoch, daß möglichst wenige Aa. lumbales geopfert werden sollen, da man nie weiß, ob sie nicht doch Teil eines präformierten Kollateralkreislaufes sind.

4. Lassen sich die postoperativ auftretenden sexuellen Störungen vermeiden? Um die hohe Rate von Impotenz – nach MAY [107] in 21% nach Aneurysmektomien und in 34% nach aorto-iliacaler Revascularisationschirurgie – zu senken, sind von einigen Autoren [39, 173] Vorschläge gemacht worden, die darauf hinzielen, die Nervenfasern des Plexus mesentericus und hypogastricus bei der Freilegung der distalen Aorta und der linken A. iliaca communis sorgfältigst zu schonen (Abb. 66). Ob dadurch aber wirklich günstigere Ergebnisse erzielt werden, bleibt abzuwarten.

11.2 Variationen zum Standardverfahren

Statt der medianen Ober- und Unterbauchlaparatomie kann das Abdomen auch durch einen linksseitigen paramedianen Schnitt eröffnet werden (Abb. 69). Dabei werden Haut, Subcutis und vorderes Blatt der Rectusscheide 1–2 cm lateral der Linea alba längs durchtrennt (Abb. 76). Der M. rectus abdominis wird medial ausgelöst, wobei die Inscriptionen scharf eingeschnitten werden müssen. Mittels Roux-Haken wird der Muskel lateralwärts gezogen und das hintere Blatt der Rectusscheide sowie das Bauchfell incidiert.

Speziell bei leichter Reklinationslage der Patienten kommen die Wundränder bei der Längslaparatomie, egal ob median oder paramedian incidiert wurde, unter vermehrte Spannung. Dieser Umstand hat mehrere Autoren [32, 83, 137] dazu bewogen, die Bauchhöhle für Eingriffe an der infrarenalen Aorta quer zu eröffnen (Abb. 69). Dabei wird die Incision supraumbilical ausgeführt, wenn man abdominale Aortenaneurysmen resezieren will, oder infraumbilical bei Vorliegen einer

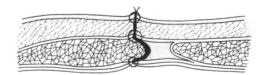

Abb. 76. Schematischer Querschnitt der vorderen Bauchwand zur Darstellung des Paramedianschnittes

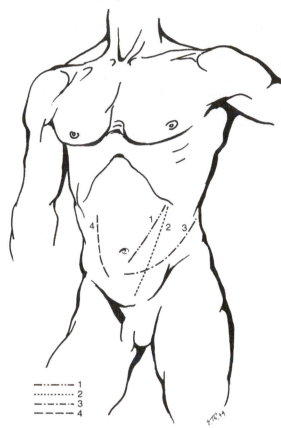

aortoiliacalen Verschlußkrankheit. SCHLOSSER [137] empfiehlt, die Incision 2 QF hinter der Linie Mamille-Spina iliaca anterior zu führen, da nur dann ein breites Klaffen der Wundränder gewährleistet sei. In Höhe der Rectusscheide werden ihr oberflächliches Blatt, M. rectus abdominis sowie ihr hinteres Blatt und Peritoneum nacheinander durchtrennt. Die schrägen Bauchmuskeln lateral sollten in Verlaufsrichtung gespalten werden, um so die Nervenversorgung möglichst zu schonen.

Da jede Eröffnung der Bauchhöhle mit bestimmten Belastungen und Gefahren verbunden ist, sind schon zu Beginn der rekonstruktiven Chirurgie an der infrarenalen Aorta retroperitoneale Zugangswege beschritten worden (Abb. 77). So gab OUDOT [117] einen linksseitigen Flanken-Unterbauch-Schnitt an, der sich von der Spitze der 12. Rippe zum Leistenkanal erstreckt. ROB [132] incidiert von der 12. Rippe bis 2 QF unterhalb des Nabels, wobei bei ihm der M. rectus abdominis immer mit durchtrennt wird.

Wir führen bei der retroperitonealen Freilegung der Aorta eher einen Schnitt nach HEYN u. Mitarb. [69] durch und schneiden auf der linken Seite vom lateralen Rippenbogen schräg bis handbreit unterhalb des Nabels. M. obliquus externus und internus sowie M. transversus abdominis werden am sichersten über Klemmen durchtrennt, um Blutungen aus der Muskulatur zu vermeiden. Das unter der oft kräftig entwickelten Fascia transversalis liegende Peritoneum läßt sich zunächst mit einem Stieltupfer, dann mit der Hand stumpf nach medial abdrängen, wobei sich M. psoas major und M. iliacus unterhalb und M. quadratus lumborum oberhalb des Beckenkammes darstellen. Der Ureter verbleibt bei richtiger Dissection beim Peritonealsack. Um den Ureter zu schützen, wird der Peritonealsack mit feuchten Bauchtüchern bedeckt und mittels langem Haken nach medial gehalten. Am Übergang vom großen ins kleine Becken sucht man nun die Beckengefäße auf, entlang denen man cranial auf die Aortenbifurkation stößt.

Durch diese Freilegung ist der Retroperitonealraum von der linken Niere bis zum linken Leistenkanal zugänglich. Speziell wenn das contralaterale Beckengefäß mit freigelegt werden muß, ist es manchmal vorteilhaft, den M. rectus abdominis samt der epigastrischen Gefäße mit zu durchtrennen, was primär von uns nicht durchgeführt wird.

Weniger häufig verwandte Zugänge zur infrarenalen Aorta sind der von SHUMACHER [144] angegebene Mittelschnitt ohne Eröffnen des Peritoneums sowie der von CARSTENSEN u. Mitarb. [24] vorgeschlagene rechtsseitige pararectale Kulissenschnitt.

11.3 Zur gesamten suprarenalen Aorta

Bei Traumen wie bei thorakoabdominalen Aneurysmen ist es immer wieder notwendig, die gesamte Länge der suprarenalen Aorta freizulegen [44, 115]. Dazu wird eine thorakoabdominale Incision gewählt (Abb. 78).

Der Patient liegt auf dem Rücken, die linke Schulter ist mit einem Kissen unterfüttert, der linke Arm ist überstreckt und nach rechts gedreht, damit die Spitze der Scapula möglichst weit nach ventral schaut. Aus Fixationsgründen wird der Arm praktischerweise im Ellenbogengelenk gebeugt und am Anästhesiebügel befestigt.

Bei Horizontalstellung des Operationstisches wird eine mediane oder paramediane Incision gewählt, um in den Bauchraum zu gelangen. Ungefähr in der Mitte der Linie Processus xiphoideus — Nabel wird der Schnitt schräg nach links über den linken M. rectus, der quer durchtrennt wird, nach dem linken Rippenbogen hin geführt, den er etwa in Höhe des 7. oder 8. Intercostalraumes trifft. In Richtung eines dieser Intercostalräume wird der Schnitt so weit nach dorsal geführt, wie es

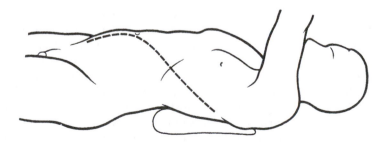

Abb. 78. Hautschnitt zur Freilegung der suprarenalen Aorta abdominalis

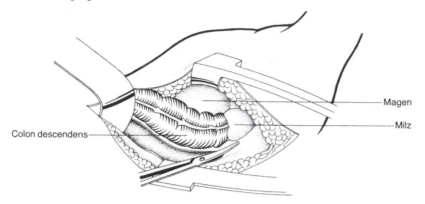

Abb. 79. Mobilisation des Colon descendens

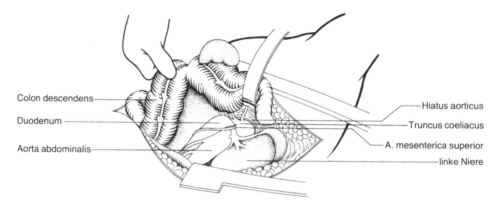

Abb. 80. Verlagerung des Colon descendens, der Milz und des Pankreasschwanzes nach rechts

eben möglich ist, mindestens aber bis zum Rippenwinkel. Für diese Phase der Operation sollte der Operationstisch nach rechts gedreht werden.

Die Bauchhöhle wird durch Vertiefen des über dem Bauch gelegenen Anteils des Schnittes eröffnet. Die Weichteile über dem Brustkorb werden in Ausdehnung des Hautschnittes schichtweise durchtrennt, bis überall die betroffene Rippe freiliegt, deren Periost am besten elektrisch längsgespalten wird. Nach Abschieben der caudalen Periost- bzw. Perichondriumlefze mittels Raspatorium wird die Brusthöhle im Bett der 7. oder 8. Rippe durch Einschneiden der parietalen Pleura eröffnet. Nach Abschieben des Zwerchfells vom dorsalen Rippenbogen wird dieser mit einer Rippenschere durchtrennt. In beide Körperhöhlen werden nun Wundspreizer eingesetzt. Im Thorax wird die linke Lunge nach ventral weggehalten, wodurch die Sicht auf die paravertebral liegende descendierende Aorta frei wird. Nach Incision der parietalen Pleura über der Aorta wird diese angeschlungen.

Im Bauchraum wird der Dünndarm nach rechts verlagert, die postfetalen Verwachsungen im Sigmabereich gelöst und das Colon descendens lateral abgetrennt. Dazu wird das parietale Peritoneum mit der Schere bis zur linken Colonflexur incidiert und das descendierende Colon stumpf nach rechts abgeschoben (Abb. 79). Ligamentum phreno- und lienocolicum werden ganz, das Ligamentum gastrocoli-

Abb. 81. Einschneiden des Hiatus aorticus

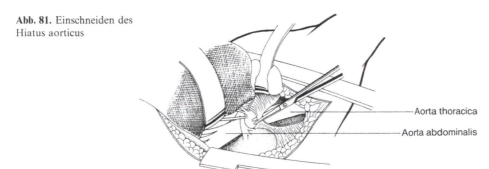

Aorta thoracica
Aorta abdominalis

cum teilweise durchtrennt. Daraufhin werden Milz und Pankreasschwanz aus ihren dorsalen Anheftungsflächen stumpf gelöst und ebenfalls nach rechts verlagert (Abb. 80). Leitgebilde für die richtige Schicht ist dabei die V. lienalis an der Pankreashinterfläche. Schlußendlich erfolgt eine radiäre Incision des Zwerchfells auf den Hiatus aorticus zu (Abb. 81). Damit liegt die gesamte Länge der suprarenalen Aorta bis zur Nierenvene frei, so daß mit der Freipräparation des Truncus coeliacus und der A. mesenterica superior begonnen werden kann (Abb. 82).

Bei der hier dargestellten Freilegung bleiben Niere und Nebenniere unberührt dorsal liegen (Abb. 83). Bei manchen Operationen, z. B. bei Aneurysmaresektionen, kann die linke V. renalis, die vor der Aorta kreuzt, stören. Deshalb wurde von einigen Autoren [106] als Weg zur suprarenalen Aorta vorgeschlagen, dorsal der Niere und der Nebenniere stumpf zu präparieren, wobei man dann direkt auf die Hinterfläche der Aorta stößt (Abb. 83).

Der oben beschriebene Zugang zur suprarenalen Aorta kann natürlicherweise mit dem Zugang zur infrarenalen Aorta kombiniert werden, so daß die abdominale Aorta vom Hiatus aorticus bis zur Bifurkation freiliegt.

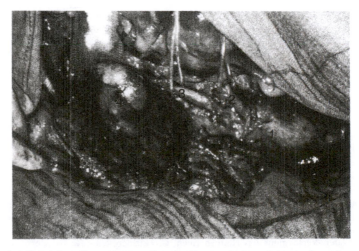

Abb. 82. Operationsfoto bei Resektion eines suprarenalen Aortenaneurysmas. *1* Aorta thoracica, *2* Truncus coeliacus, *3* A. mesenterica superior, *4* Aortenaneurysma

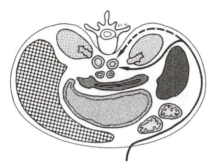

Abb. 83. Schematische Darstellung der Dissektionsebene zur Darstellung der suprarenalen Aorta. Prärenales Vorgehen *(ausgezogene Linie)*; Retrorenales Vorgehen *(gestrichelte Linie)*

Bei allen thorakoabdominalen Incisionen besteht das Problem, wo und wie das Zwerchfell eingeschnitten werden soll. Da man den Übergang des N. phrenicus vom Pericard auf das Zwerchfell intraoperativ sieht, kann man sich meist vorstellen, wie die Aufteilung des Nerven in anterioren, lateralen und posterioren Hauptast ist (Abb. 84). Demnach liegen die Incisionen radiär entlang des Pericards auf den Hiatus aorticus zu oder circulär entlang der Thoraxwand. Begonnen werden die Schnitte mit einer Stichincision, bei der subdiaphragmal liegende Organe – speziell die Milz – geschützt werden müssen. Verlängert werden diese mit der Schere, wobei Blutungen aus den Muskelgefäßen am besten umstochen werden [109].

11.4 Zum oberen Abschnitt der suprarenalen Aorta

Wie oben ausgeführt, reicht der obere Abschnitt der Bauchaorta vom Hiatus aorticus bis zum oberen Rand des Pankreaskörpers. Hier kann die Aorta relativ leicht freigelegt werden, z. B. zum Setzen von Klemmen bei starken Blutungen aus dem distalen Gefäßrohr oder zum Anschluß von apikoaortalen Prothesen [29], so daß der Zugang hier dargestellt werden soll.

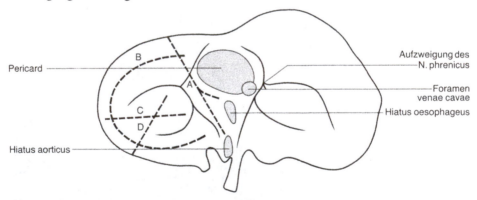

Abb. 84. Schematische Zeichnung des Zwerchfells zur Verdeutlichung der Schnittrichtungen, um möglichst wenig Muskelgewebe der Nervenversorgung zu berauben. (Nach MERENDINO [109]. *A* Thorakoabdominale Incision auf den Hiatus oseophageus oder aorticus zu, *B* circuläre Schnitte, z.B. zur thorakalen Versorgung von Hiatushernien, *C,D* kleinere Schnitte von dorsal oder lateral her, wenn bei Traumen auch die Bauchhöhle exploriert werden soll. Die Incisionen *B–D* lassen sich miteinander kombinieren

Der mediane Oberbauchlaparatomieschnitt sollte möglichst weit nach cranial geführt sein. Eventuell muß der Processus xiphoideus reseziert werden. Das Ligamentum triangularis sinistrum des linken Leberlappens wird eingeschnitten und der linke Leberlappen – evtl. eingeschlagen – vorsichtig nach rechts weggehalten. Dem störenden Hochsteigen von Darmschlingen kann durch umgekehrte Trendelenburg-Lagerung sowie durch Abdecken mit feuchten Bauchtüchern begegnet werden. Der Ösophagus wird umfahren, wobei eine präoperativ gelegte Magensonde die Orientierung erleichtert. Durch Zug des Ösophaguszügels und des Magens nach links wird das kleine Netz angespannt und in Höhe der Cardia incidiert. Damit befindet man sich meist über dem Abgang des Truncus coeliacus. Auch die A. gastrica sinistra stört nicht mehr. Zwischen den Crura des Zwerchfells, die evtl. incidiert werden müssen, läßt sich die Aorta palpieren und nach dem Freipräparieren umfahren. Die in dieser Höhe abgehenden Aa. phrenicae sowie die dorsal abgehenden Intercostalarterien sollten geschont werden.

12 Zugang zur A. coeliaca

Die A. coeliaca entspringt in Höhe von Th 12 oder vom oberen Rand von L 1, je nachdem wie weit sie während der Embryonalentwicklung caudal gewandert ist. Sie besitzt nur einen sehr kurzen Stamm, der teilweise noch durch den Hiatus aorticus zieht und mitten im Plexus coeliacus liegt. Dort, wo die A. coeliaca den Hiatus aorticus verläßt, kann sie durch das Ligamentum arcuatum medianum von außen eingeschnürt werden. Die daraus resultierende klinische Symptomatik ist unter dem Namen „celiac axis syndrom" [63 , 97] bzw. „arcuate ligament encroachment" bekannt [149, 156]. Unter Bildung des Tripus Halleri teilt sich die A. coeliaca in die A. hepatica communis, A. gastrica sinistra und A. lienalis auf, wobei beim langen Stamm eher eine Bifurkation (49%) und beim kurzen eher eine Trifurkation (25%) der A. coeliaca vorliegen soll. In 9% entspringen die einzelnen Äste teilweise oder gänzlich aus der Aorta, während bei 7% der Patienten einer oder mehrere Hauptäste der A. coeliaca gemeinsam mit der A. mesenterica superior entstehen. Man spricht dann vom Truncus hepatomesentericus [94].

Von allen Arterien des Tripus Halleri ist die A. hepatica am variabelsten. Für den Chirurgen wohl die wichtigste Anomalie ist der Abgang der linken A. hepatica aus der A. gastrica sinistra (3%). Diese Arterie verläuft cranial im kleinen Netz zur Leberpforte und ist bei Vagotomien oder Hiatushernienoperationen in Gefahr, verletzt zu werden. Nicht jede dort verlaufende Arterie versorgt den linken Leberlappen ausschließlich. Oft handelt es sich auch um akzessorische Leberarterien, die dann evtl. durchtrennt werden dürfen. Bevor man dies aber intraoperativ ausführt, muß man sich von der gesicherten Durchblutung des linken Leberlappens überzeugt haben.

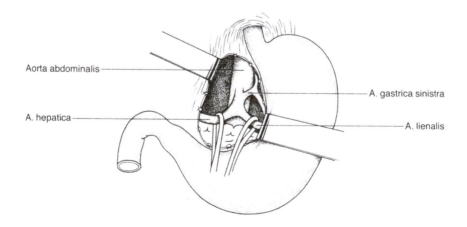

Abb. 85. Zugang zur A. coeliaca durch das kleine Netz

Die A. hepatica communis läuft zunächst über dem rechten Zwerchfellschenkel, links von der V. cava inferior zwischen Lobus caudatus und Oberrand des Pankreas – den Boden des Foramen Winslowi bildend – ascendierend zur Porta hepatis, wo sie ventral der V. portae liegt. Nach Abgang der A. gastroduodenalis – die wichtigste Kollateralverbindung zur A. mesenterica superior – heißt sie A. hepatica propria. Im Leberhilus teilt sich letztgenannte Arterie in einen rechten und linken Ast auf, wobei viele Variationen möglich sind [62].

Die A. lienalis – die zweitgrößte Fortsetzung der A. coeliaca – wendet sich nach links und zieht vom oberen Rand des Pankreas (90%) zum Milzhilus hin. In 8% der Fälle soll sie hinter und in 2% vor dem Pankreaskörper verlaufen [110].

Der kleinste Ast der A. coeliaca, die A. gastrica sinistra, verläuft in der Plica gastropankreatica zur kleinen Kurvatur des Magens, die sie bogenförmig zum Pylorus hin begleitet.

12.1 Rechter Zugang durch das kleine Netz (Abb. 85)

Mittels medialer Längs- oder Oberbauchquerlaparatomie wird das Abdomen eröffnet. Nach Einschneiden des Ligamentum triangulare sinistrum und vorsichtigem Umklappen des linken Leberlappens wird das Omentum minus angespannt, indem mit einem Langenbeckhaken die Leber nach rechts und der Magen durch den Assistenten nach links gezogen wird. Den Ösophagus zu umfahren und anzuzügeln kann vorteilhaft sein, da damit der Zug nach links verstärkt wird. Das kleine Netz wird längs incidiert. Am oberen Pankreasrand wird die A. hepatica identifiziert und angeschlungen. Indem diese zentralwärts verfolgt wird, stößt man auf die A. lienalis, die ebenfalls freigelegt und angeschlungen wird. Aus dem Nervengeflecht des Plexus coeliacus läßt sich dann die A. coeliaca isolieren. Durch Einschneiden des Ligamentum arcuatum medianum kann man manchmal einen besseren Überblick über den Stamm der A. coeliaca gewinnen. Soll die Aorta weiter freigelegt werden, müssen die Aa. phrenicae sowie die dorsal abgehenden Intercostalarterien beachtet werden.

12.2 Der linke Zugang durch das Ligamentum gastrocolicum (Abb. 86)

Die Bauchhöhle wird auch hierbei durch mediale Längs- oder Oberbauchquerlaparatomie eröffnet. Nach sorgfältiger Austastung des Bauchraumes erfolgt die Skeletierung der großen Kurvatur. Abseits der Gefäßarkade wird das Ligamentum gastrocolicum zunächst in einem gefäßlosen Bezirk durchstoßen. Damit ist die Bursa omentalis eröffnet. Die Skeletierung der großen Kurvatur erfolgt daraufhin pylorus- wie cardiawärts. Die Vasa gastricae brevia werden durchtrennt und der Fundus des Magens vom Diaphragma gelöst. Mit einer gebogenen Kornzange unterfährt man den Magen und nimmt ihn an einen Gummizügel, der nach rechts gehalten wird. Die A. lienalis wird an der Pankreasoberkante identifiziert. Indem diese

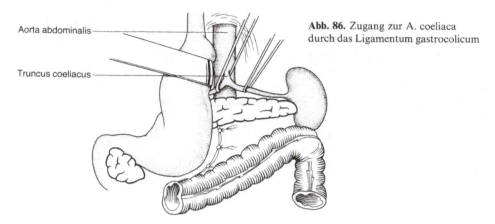

Aorta abdominalis

Truncus coeliacus

Abb. 86. Zugang zur A. coeliaca
durch das Ligamentum gastrocolicum

aortenwärts verfolgt wird, läßt sich die Anfangsstrecke der A. coeliaca freipräparieren. Auch hierbei ist das Einschneiden des Ligamentum arcuatum medianum zur besseren Übersicht zu empfehlen.

Sollen mehrere Visceralarterien freigelegt werden, etwa die A. coeliaca und die A. mesenterica superior, empfehlen wir eine thorakoabdominale Incision, da so eine bessere Übersicht gewährleistet ist.

13 Zugang zur A. mesenterica superior

Die A. mesenterica superior entspringt typischerweise von der Vorderfläche der Aorta 1–2 cm distal des Truncus coeliacus oberhalb der Nierenarterienabgänge ungefähr in der Mitte des 1. Lendenwirbelkörpers. Direkt distal ihres Ursprungs überkreuzt sie hinter dem Pankreashals und der V. lienalis die querverlaufende V. renalis, kommt dann links von der sie begleitenden V. mesenterica superior aus der Incisura pancreatis hervor und überlagert dabei den Processus uncinatus pancreatis, um über den ascendierenden Teil des Duodenums immer links der gleichnamigen Vene hinwegzuziehen (Abb. 87 u. 88). In dieser Höhe erhält die A. mesenterica superior Anschluß an das Mesenterium, in dem sie sich in ihre Endäste aufteilt. Die wichtigsten Endäste sind die A. ileocolica, die A. colica dextra und die A. colica media sowie die Äste zum Dünndarm. Dieser Regelfall soll nach LIPPERT [94] in 67% der Fälle vorliegen. Am häufigsten entspringen A. colica dextra und A. colica media mit einem gemeinsamen Stamm (22%), jedoch sind viele Variationen möglich. So ziehen in etwa 15% nur zwei Hauptstämme zum Colon und in 18% sollen akzessorische Gefäßstämme vorliegen [94].

Topographisch gesehen kommt die A. colica media im Regelfall als erster rechter Ast am Unterrand des Pankreas, die A. colica dextra als weiterer rechter Ast am Unterrand des Duodenums aus dem Hauptstamm [42].

Die Gesamtlänge der A. mesenterica superior ist ca. 20 cm, wobei sie gegen die Peripherie hin ständig an Durchmesser verliert. Wie Abb. 87 zeigt, führt sie während ihres Verlaufes einen Bogen nach rechts aus und überkreuzt die V. cava inferior, den rechten Ureter, den N. genitofemoralis, die Testicular- bzw. Ovarialgefäße und den M. psoas major [42].

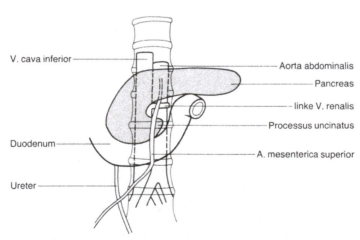

Abb. 87. Topographische Beziehungen der A. mesenterica superior von vorn

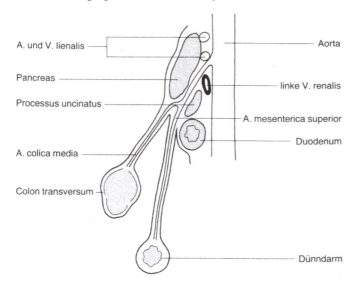

A. und V. lienalis

Pancreas

Processus uncinatus

A. colica media

Colon transversum

Aorta

linke V. renalis

A. mesenterica superior

Duodenum

Dünndarm

Abb. 88. Topographische Beziehungen der A. mesenterica superior; Längsschnitt

Der Abgang der A. mesenterica superior von der Aorta ist spitzwinklig. Messungen an der Leiche sowie bei radiologischen Untersuchungen haben gezeigt, daß er normalerweise zwischen 20 und 60° groß ist. Ist dieser Winkel kleiner als 20°, soll nach MANSPERGER die Möglichkeit bestehen, daß das Duodenum von der A. mesenterica superior gegen die Wirbelsäule gedrückt werden kann. MANSPERGER sprach vom duodenal vascular compression syndrom, dessen Existenz von anderen Autoren bestritten wird [2, 100, 171, 172].

Für die Freilegung der A. mesenterica superior wählt man eine mediane Ober- und Unterbauch- oder eine Oberbauchquerlaparatomie. Grundsätzlich stehen 3 Zugangsmöglichkeiten zur Verfügung. Am einfachsten wird der infraduodenale Teil der A. mesenterica superior freigelegt, am schwierigsten der intrapankreatische Teil. Den Ursprung der A. mesenterica superior aus der Aorta erreicht man wohl am leichtesten durch eine linksseitige retroperitoneale abdominothorakale Incision (s. Kap. 11). Speziell wenn der Abgang mehrerer Visceralarterien freigelegt werden muß, ist dieser Zugang vorteilhaft. Dabei kann es manchmal operationstaktisch zu Schwierigkeiten kommen, wenn die rechte A. renalis oder die rechte A. iliaca mit freigelegt werden muß. Durch Drehung des Dünndarms um die Mesenterialwurzel können diese Gefäßgebiete aber leicht erreicht werden.

13.1 Infraduodenaler Zugang

Dabei wird das Colon transversum mit dem großen Netz nach cranial geschlagen. Die ersten Jejunalschlingen werden nach links gehalten (Abb. 89) und das angespannte Retroperitoneum über dem ascendierenden Duodenum längsincidiert. Linksseitig liegen die den Dünndarm versorgenden Gefäßäste, rechtsseitig stößt man auf die A. colica dextra, die unbedingt geschont werden muß. Weiter nach rechts findet sich die V. mesenterica superior (Abb. 90).

Abb. 89. Infraduodenaler Zugang zur
A. mesenterica superior. *Gestrichelt:*
Incision des Mesenteriums

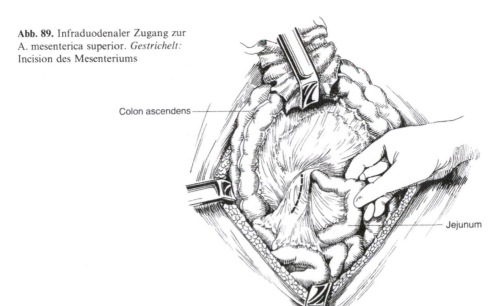

Colon ascendens

Jejunum

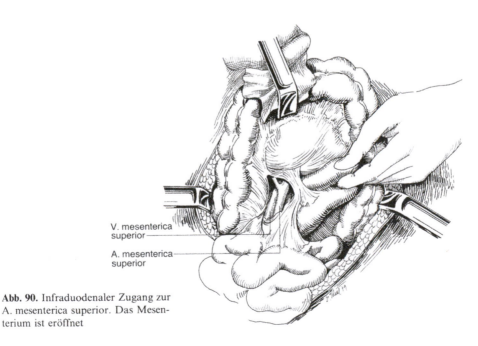

V. mesenterica
superior

A. mesenterica
superior

Abb. 90. Infraduodenaler Zugang zur
A. mesenterica superior. Das Mesenterium ist eröffnet

13.2 Infrapankreatischer Zugang

Die Bauchhöhle wird auf gleiche Weise geöffnet, das Colon transversum wieder nach cranial geschlagen. Dicht caudal der Wurzel des Mesocolon transversum wird nun dort, wo man ungefähr die A. colica media vermutet, das Peritoneum incidiert. Dieses Gefäß kann relativ leicht durch Illumination sichtbar gemacht werden. Verfolgt man die A. colica media gegen die Peritonealumschlagsfalte des Mesocolon transversum, stößt man auf die A. mesenterica superior. Durch Mobilisation des Duodenums nach CLAIRMONT [28] kann weiter Platz gewonnen werden. Dazu wird die Plica duodenojejunalis auf der linken Seite der gleichnamigen Flexur und das Peritoneum über der Pars ascendens duodeni incidiert. Stört die V. mesenterica inferior während dieser Präparation, kann sie ligiert werden. Durch stumpfe Mobilisation, bei der die ersten Jejunaläste der A. mesenterica superior geschont werden müssen, werden nun die caudal des Abganges der A. colica media liegenden Abschnitte und der intrapankreatische Teil der A. mesenterica superior frei, da dadurch der Raum zwischen Processus uncinatus und Pankreaskörper zugänglich wird. Durch Einsetzen eines Hakens unter den Pankreaskörper kann die A. mesenterica superior weiter ausgelöst werden. Nach dorsal zu muß die linke Nierenvene beachtet werden. Schließlich kann der Abgang der A. mesenterica superior aus der Aorta bei vorsichtiger nach cranial fortgeführter Präparation aus dichten Nerven und Bindegewebe ausgelöst werden.

Der hier beschriebene Weg zum Ursprung der A. mesenterica superior aus der Aorta ist schwierig. Bessere Übersicht erhält man (s. Abschn. 11) durch eine thorakoabdominale Freilegung der suprarenalen Aorta, was speziell bei adipösen Patienten zu empfehlen ist.

14 Zugang zu den Aa. renales

Die Aa. renales entspringen caudal der A. mesenterica superior aus beiden Seiten der abdominalen Aorta, etwas hinter der Mitte des Gefäßes in Höhe der Bandscheibe L 1/2. In der Regel kommt die rechtsseitige A. renalis weiter cranial aus der Aorta als die linksseitige. Wegen der Linkslage der Aorta ist die rechte Nierenarterie normalerweise etwas länger. Diese verläuft meist auch steiler nach caudal, da die rechte Niere etwas tiefer steht. Im Regelfall liegt die rechte Nierenarterie hinter der V. cava inferior. Ventral der Vene verläuft sie bei etwa 4% der Fälle, bei denen nur 1 Nierenarterie rechts angelegt ist. Sind 2 Nierenarterien rechts vorhanden, überkreuzt eines der beiden Gefäße die Hohlvene in etwa 30% [6, 94]. Jede Nierenarterie teilt sich im Hilusbereich in 2–10 Endarterien. Zwei Nierenarterien mit Ursprung aus der Aorta kommen bei ca. 22% der Fälle vor, wobei am häufigsten ein Hauptgefäß mit einem Polgefäß, das entweder den oberen oder unteren Nierenpol versorgt, gefunden wird. In 15% der Fälle soll das Polgefäß aus der jeweiligen A. renalis stammen. Mehrere Nierenarterien sind selten (4%). Während multiple Nierenvenen auf der linken Seite eher eine Ausnahme sind (1%), aber, wie in Kapitel 11 ausgeführt, von größter chirurgischer Bedeutung, sollen sie auf der rechten Seite in 25% der Fälle vorkommen [64]. Die interrenale venöse Gefäßarchitektur erlaubt dem Chirurgen aber meist – ganz im Gegensatz zur arteriellen – kleinere, nicht dominante Nierenvenen zu opfern.

Speziell in Kombination mit Aortenaneurysmen kann die Hufeisenniere gefäßchirurgisch interessant werden. Resezierbar sind diese Aneurysmen nur, wenn die Gefäßversorgung es erlaubt. Liegen multiple Zu- und Abflüsse vor, kann Inoperabilität bestehen [15, 95]!

Je nachdem, ob die zentralen oder peripheren Abschnitte der Nierenarterien freigelegt werden müssen, unterscheidet sich der operative Zugangsweg.

14.1 Infracolischer Zugang zum renalen Aortensegment

Zur Freilegung der rechten wie der linken proximalen Nierenarterie benutzen wir eine mediane Ober- und Unterbauchlaparatomie mit Linksumgehung des Nabels (Abb. 91). Gleichwertig dürfte eine quere supraumbilicale Oberbauchlaparatomie sein.

Man geht zunächst wie zur Freilegung der distalen abdominalen Aorta vor, d.h. der Dünndarm wird nach rechts, das große Netz sowie das Colon transversum nach cranial und das Sigma nach links gelagert. Daraufhin wird das hintere Peritonealblatt – wie auf Seite 49 beschrieben – bis zur linken Nierenvene incidiert, das Treitz-Band durchtrennt und das Duodenum stumpf nach rechts abgeschoben. Die

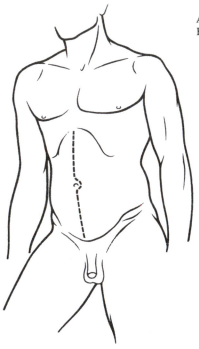

Abb. 91. Mediane Ober- und Unterbauchlaparatomie zur Freilegung des renalen Aortensegmentes

V. mesenterica inferior kann dort, wo sie die Aorta kreuzt, ligiert werden, falls sie die weitere Präparation stört. Die linke Nierenvene wird dann ganz freipräpariert und angeschlungen. Da ihre Seitenäste, die V. suprarenalis und die V. testicularis bzw. ovarica, leicht einreißen, werden sie ligiert, um Blutungen in der Tiefe zu vermeiden. Ist die linke Nierenvene ganz mobil, wird sie nach cranial oder caudal gehalten, je nachdem, wie man besser an die Arterie, die dorsal der Vene liegt, herankommt (Abb. 92). In der Regel liegt die Abgangsstelle der linken Nierenarterie 0,5–1 cm cranial der linken V. renalis an der seitlichen Aortenwand. Der Abgang und das proximale Drittel der rechten Nierenarterie können vom gleichen Zugang aus dargestellt werden. Dazu muß die Einmündung der linken Nierenvene in die V. cava freipräpariert werden, damit proximal und distal der Einmündung feine Haken vorsichtig eingesetzt werden können, die dann durch Zug an der V. cava nach rechts den Anfangsteil der rechten Nierenarterie dorsal freigeben. Eventuell bringt die Ligatur von in dieser Höhe einmündenden Lumbalvenen eine größere Beweglichkeit der V. cava, wodurch das Aufsuchen der rechten proximalen Nierenarterie erleichtert wird.

14.2 Supracolischer Zugang zur linken A. renalis

Meist kann die gesamte Länge der linken Nierenarterie mit dem unter Kap. 14.1 beschriebenen Zugang freigelegt werden. Nur bei atypisch hoher Nierenlage oder bei sehr starker Adipositas ist es oft leichter, supracolisch vorzugehen.

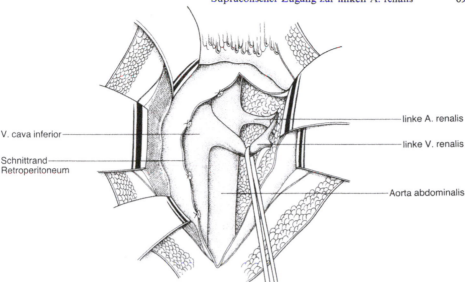

V. cava inferior

Schnittrand
Retroperitoneum

linke A. renalis

linke V. renalis

Aorta abdominalis

Abb. 92. Nach Incision des Retroperitoneums wird die linke V. renalis angeschlungen und die dorsal der Vene liegende Arterie freipräpariert

Nach großer Laparatomie – in diesem Falle wohl besser als Querlaparatomie – wird zunächst das descendierende Colon samt der linken Colonflexur mobilisiert und nach rechts und unten abgestopft (Abb. 93). Ligamentum phreno- und lieno-colicum werden durchtrennt und das Ligamentum gastrocolicum über Klemmen bis fast zur Mittellinie hin eingeschnitten. Nur bei störender Größe der Milz oder bei Einrissen muß diese mit entfernt werden. Am Boden des Retroperitonealrau-

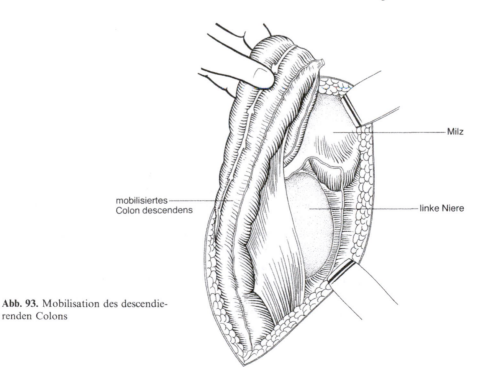

mobilisiertes
Colon descendens

Milz

linke Niere

Abb. 93. Mobilisation des descendie-renden Colons

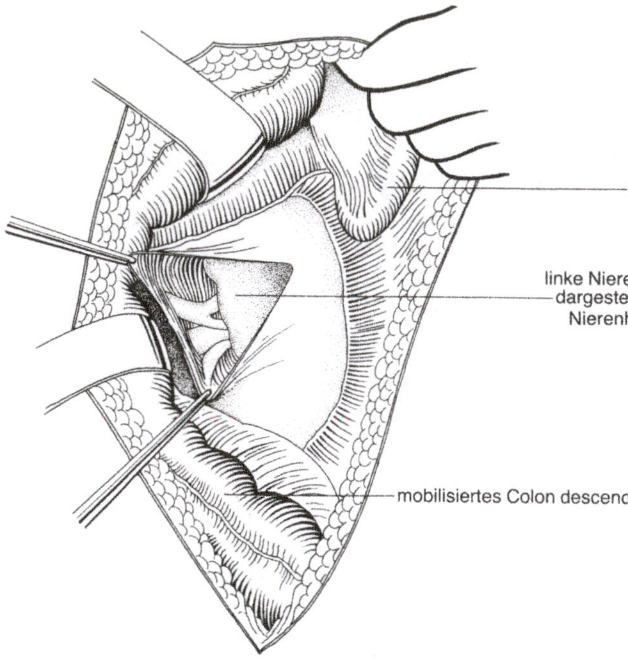

Abb. 94. Die Nierenfascie ist eingeschnitten

mes tastet man dann schon die Niere, deren Fascie eingeschnitten wird (Abb. 94). Im Hilusbereich lassen sich nun die Gefäßstrukturen darstellen, wobei normalerweise der Ureter am weitesten nach caudal, die linke Nierenarterie am weitesten nach dorsal zu liegen kommt. Durch weitere Mobilisation des Mesocolon nach medial hin kann der Abgang der linken Nierenarterie aus der Aorta freipräpariert werden. Die gesamte linke Niere muß freigelegt werden, wenn die Nierenarterie von dorsal und ventral inspiziert werden muß [142].

14.3 Supracolischer Zugang zur rechten A. renalis

Auch hierzu benutzen wir eine mediane Ober- und Unterbauchlaparatomie oder eine Querincision. Nach Eröffnen der Bauchhöhle wird der rechte Leberlappen mit einem Haken nach cranial gehalten und das Peritoneum entlang des descendierenden Duodenums incidiert. Stumpf läßt sich das Duodenum nach KOCHER [81] über die V. cava inferior abschieben. Das parietale Peritoneum wird lateral des ascendierenden Dickdarms eingeschnitten, das gefäßfreie Ligamentum phrenicocolicum durchtrennt und der befreite Teil des ascendierenden Colons zusammen mit der rechten Colonflexur nach links und caudal abgeschoben (Abb. 95). Die rechte Nierenvene mit Einmündung in die V. cava inferior wird sodann freipräpariert und die V. testicularis bzw. ovarica sowie die V. suprarenalis, falls notwendig, ligiert. Da die rechte A. renalis unter der gleichnamigen Vene liegt, läßt sich die Arterie nur freipräparieren, wenn die Vene mobil ist und nach cranial oder caudal weggehalten werden kann. Sollte das mehr proximale Ende der rechten A. renalis dargestellt

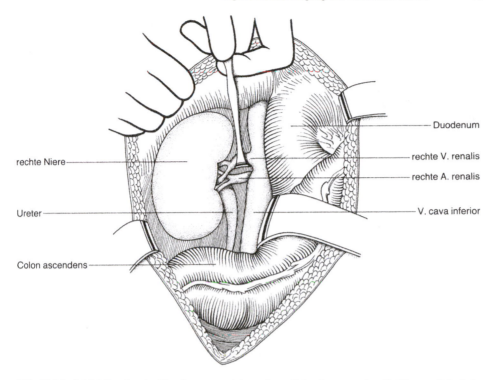

rechte Niere

Ureter

Colon ascendens

Duodenum

rechte V. renalis

rechte A. renalis

V. cava inferior

Abb. 95. Nach Mobilisation des Duodenums und der rechten Colonflexur werden die Nierengefäße frei-präpariert

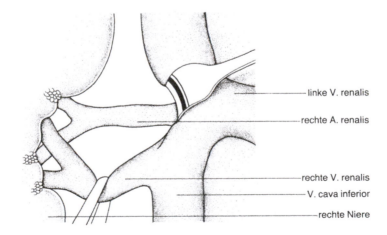

linke V. renalis

rechte A. renalis

rechte V. renalis

V. cava inferior

rechte Niere

Abb. 96. Der cavanahe Teil der rechten A. renalis läßt sich durch Weghalten der V. cava inferior nach links freipräparieren

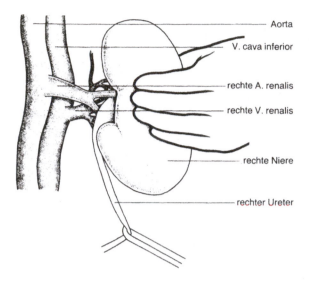

Aorta

V. cava inferior

rechte A. renalis

rechte V. renalis

rechte Niere

rechter Ureter

Abb. 97. Die gesamte rechte A. renalis kann durch Rotation der rechten Niere nach medial freipräpariert werden

werden, wird ein Haken unter die V. cava gesetzt und diese vorsichtig nach medial weggedrängt (Abb. 96). Da manchmal ein dichtes Venengeflecht die Freipräparation der Nierenarterie stört, sind auch andere Wege zu ihrer Freilegung beschritten worden [142]. Die von der Fettkapsel befreite rechte Niere wird nach medial gekippt. Damit läßt sich die Nierenarterie in ihrer ganzen Länge an der Hinterseite des Hilus freipräparieren (Abb. 97).

15 Zugang zur V. cava inferior

Durch Vereinigung beider Vv. iliacae communes entsteht rechts der Aorta auf Höhe von L 5 die V. cava inferior. Sie zieht rechts der Aorta retroperitoneal dorsal der Leber gegen das Zwerchfell, das sie im Centrum tendineum, das Foramen venae cavae bildend, durchbohrt. Die V. cava inferior transportiert den Großteil des Blutes der unteren Körperhälfte zurück zum Herzen, was ungefähr $^2/_3$ des gesamten venösen Rückstromes entspricht.

Die Zuflüsse zur V. cava inferior gehen aus Abb. 98 hervor. Die wichtigsten sind neben den Vv. iliacae die Vv. renales und die Vv. hepaticae.

Die V. cava inferior entsteht entwicklungsgeschichtlich aus den Vv. cardinales, den Vv. subcardinales und den Vv. supracardinales (Abb. 99 a–c). Dabei bildet die rechte V. supracardinalis den infrarenalen Anteil der V. cava inferior, die Intersubcardinalanastomosen die Pars renalis der V. cava inferior und die rechte V. subcardinalis die Pars hepatica der V. cava inferior. Da die Determination der Körpervenen gleichzeitig mit der Herzentwicklung verläuft, wird verständlich, warum viele Lage- und Verlaufsanomalien der großen Körpervenen mit Herzmißbildungen einhergehen.

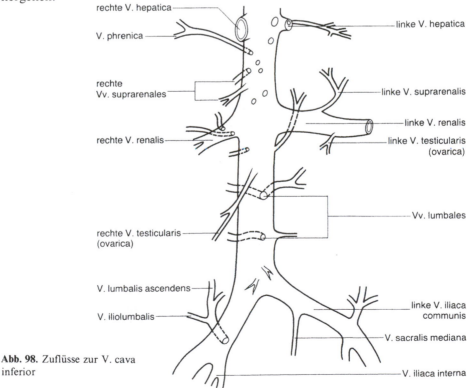

Abb. 98. Zuflüsse zur V. cava inferior

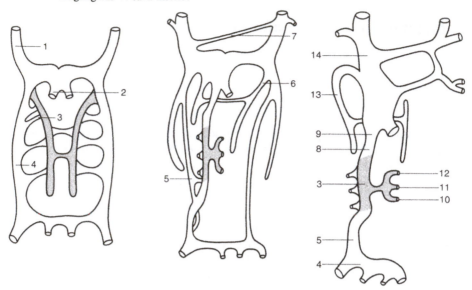

Abb. 99. Entwicklung der V. cava inferior. (Modifiziert nach GROBLER [58]). *1* V. cardinalis cranialis, *2* V. hepatocardinalis, *3* V. subcardinalis, *4* V. cardinalis caudalis, *5* rechte V. supracardinalis, *6* linke V. supracardinalis, *7* Anastomose im Thymus, *8* V. mesenterica, *9* V. hepatica, *10* V. renalis, *11* V. testicularis (ovarica), *12* V. suprarenalis, *13* V. azygos, *14* V. cava superior

   Die Anomalien der V. cava inferior lassen sich in suprarenale und infrarenale einteilen. Zu den ersteren (Abb. 100a, b) rechnet man u. a.:

1. Fehlen eines Abschnittes der V. cava inferior mit Anschluß der V. cava inferior an das Azygossystem bei normaler Drainage der Vv. hepaticae [7],
2. Münden der V. cava inferior in den linken Vorhof bzw. in den Coronarsinus [54] und
3. Membranstenosen. Dabei handelt es sich um teilweise oder vollständige Verlegungen der Hohlvenen durch klappenartige Membranen. Die ontogenetische Entwicklung dieser Fehlbildung ist bis jetzt unklar [71, 79].

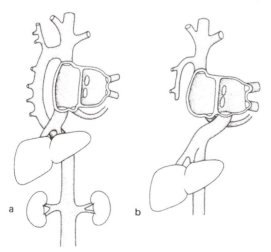

a   b

Abb. 100a, b. Beispiel für suprarenale Anomalie der V. cava inferior. (Nach GOOR u. LILLEHEI [57]). **a** Anschluß der V. cava inferior an das Azygossystem; die Vv. hepaticae münden direkt in den rechten Vorhof, **b** Mündung der V. cava inferior in den linken Vorhof

Abb. 101 a–d. Venöser Kollateralkreislauf bei infrarenaler Cavaligatur (s. Text). **a** Über die V. lumbalis ascendens zur V. azygos bzw. V. hemiazygos, **b** über die V. testicularis bzw. ovarica zur linken V. renalis, **c** über die V. haemorrhoidalis zur V. mesenterica inferior, dann über die V. portae zur suprarenalen V. cava inferior, **d** über die oberflächlichen Venen. *1* V. lumbalis ascendens, *2* Plexus intervertebralis, *3* V. azygos, *4* V. hemiazygos, *5* Plexus pelvinus, *6* Plexus testicularis, *7* V. testicularis (ovarica), *8* Venen entlang des Ureters, *9* Suprarenalis-Azygos-System, *10* Bauchwandvenen, *11* Paraumbilicalvenen, *12* V. portae, *13* V. mesenterica inferior, *14* Plexus hämorrhoidalis, *15* V. epigastrica inferior, *16* V. thoracica interna, *17* V. subclavia, *18* V. epigastrica superficialis, *19* V. circumflexa ilium, *20* thorako-abdominale Venen, *21* V. lumbalis, *22* V. axillaris

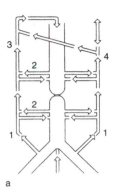

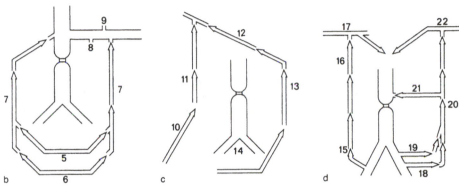

Die einzelnen Kasuistiken, die in der Literatur über die Anomalien der V. cava inferior mitgeteilt wurden sowie ihre entwicklungsgeschichtliche Deutung sind bei GOOR u. LILLEHEI [57] bzw. BANKL [10] nachzulesen. Die infrarenalen Anomalien sind bereits unter Kap. 11 besprochen worden.

Ligaturen der V. cava inferior unterhalb der Einmündung der Nierenvene sind möglich [72]. Die operative Letalität dieses Eingriffes soll im Mittel bei 14% liegen, wobei man aber bedenken muß, daß dieser Eingriff vorwiegend bei schwerkranken Patienten nach rezidivierenden Lungenembolien vorgenommen wurde. In 23% der Fälle soll es dabei zu postthrombotischen Syndromen an der unteren Extremität kommen [13]. Der Kollateralfluß erfolgt vorwiegend über folgende Kanäle [49] (Abb. 101 a–d):

1. über die V. lumbalis ascendens zur V. azygos bzw. V. hemiazygos (Abb. 101 a),
2. über die V. testicularis bzw. ovarica zur linken V. renalis (Abb. 101 b),
3. über die V. hämorrhoidalis zur V. mesenterica inferior, dann über die V. portae zur suprarenalen V. cava inferior (Abb. 101 c) und
4. über die V. circumflexa ilium superficialis und V. epigastrica superficialis zu thorakoabdominalen Venen, die wieder mit der V. axillaris bzw. V. subclavia im Zusammenhang stehen (Abb. 101 d).

Ligaturen oberhalb der Einmündung der Vv. renales gelten normalerweise als fatal, da es durch den abrupten Anstieg des Druckes in den Nierenvenen zu einer Niereninsuffizienz mit Anurie kommt [55, 93, 135]. Allein wenn die suprarenale Occlusion der V. cava inferior langsam erfolgt, soll sich insbesondere über die linke

Niere ein Kollateralkreislauf entwickeln, der die Anurie verhindert (Abb. 75). So wurden in der Literatur [55, 93, 135] mehrere Fälle mitgeteilt, bei denen die suprarenale Ligatur der V. cava inferior überlebt wurde. Dennoch besteht nach wie vor folgende Lehrmeinung:

Die Ligatur der suprarenalen V. cava inferior darf nicht geplant vorgenommen werden. In Notsituationen sollte man sich des splenorenalen Shunts erinnern, der zur Dekompression distal einer suprarenalen Ligatur beitragen kann. Freilich müßten theoretisch auch alle venös-systemisch-portalen Shunts zu einer Druckentlastung des Cava-inferior-Systems beitragen können.

Die infrarenale V. cava inferior kann retroperitoneal oder transperitoneal erreicht werden.

15.1 Retroperitonealer Zugang

Der Patient liegt auf dem Rücken, die rechte Gluteal- und Schulterregion ist leicht unterfüttert und das rechte Bein wird überstreckt. Eine leichte Linkslagerung des Oberkörpers ist vorteilhaft, um den Abstand rechter Rippenbogen – rechte Spina iliaca anterior superior zu vergrößern. Die Hautincision verläuft von der Spitze der rechten 12. Rippe bis 2 QF unterhalb des Nabels, wobei die Rectusscheide incidiert wird. Gestaltet sich die Exposition schwierig, so wird der M. rectus abdominis durchschnitten. Bei schlaffen Bauchdecken genügt meist das Einkerben oder die mediane Verlagerung des Muskels. Der M. obliquus externus abdominis wird in Ausdehnung der Hautincision scharf durchtrennt. Die Fasern des M. obliquus internus abdominis und des M. transversus abdominis lassen sich meist in Faserrichtung spalten. Den Peritonealsack nimmt man daraufhin nach medial, wobei stumpfe Präparation zunächst mit Stieltupfern, dann mit der Hand zu empfehlen ist. Dorsal liegt die Niere, während der Ureter meist beim Peritonealsack verbleibt. Medial des M. psoas major, der deutlich als Stufe zu tasten ist, verläuft die V. cava inferior, die nun freipräpariert wird. Auf dorsal von beiden Seiten einmündende Vv. lumbales muß beim Umfahren der Vene geachtet werden. Speziell bei dicken Patienten kann die retroperitoneale Darstellung der V. cava inferior schwierig sein. In solchen Fällen bevorzugen wir den transperitonealen Zugang, der auch optimale Kontrolle über vor- und nachgeschaltete Gefäßabschnitte erlaubt.

15.2 Transperitonealer Zugang

Den besten Zugang zum infrarenal gelegenen Abschnitt der V. cava inferior bietet der transperitoneale Weg. Soll die V. cava inferior in ganzer Ausdehnung freipräpariert werden, führen wir eine mediane Ober- und Unterbauchlaparatomie aus. Sollen hingegen nur Teile der V. cava inferior exponiert werden, sind Teillaparatomien möglich. Bei allen traumatischen Schädigungen sollte dem Mittelschnitt absolut der Vorzug gelassen werden, da damit eine bessere Kontrolle über die proximale und distale V. cava inferior erreicht werden kann.

Abb. 102. Nach Laparatomie wird das Colon ascendens entlang der gestrichelten Linie mobilisiert

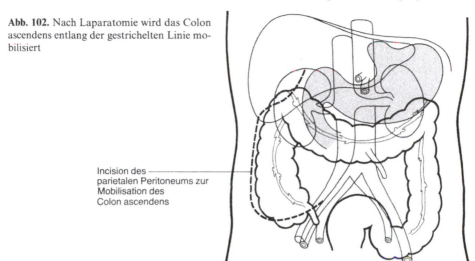

Incision des parietalen Peritoneums zur Mobilisation des Colon ascendens

Der Zugang nach Eröffnen der Bauchhöhle ist ähnlich wie zur distalen Aorta. Das Colon transversum wird nach cranial geschlagen. Das Dünndarmconvolut wird nach rechts genommen. Daraufhin wird das Retroperitoneum oberflächlich eingeschnitten. Die Incision des Retroperitoneums erstreckt sich bis zum Treitz-Band, das durchtrennt wird. Die V. mesenterica inferior darf dort, wo sie die Aorta überkreuzt, durchtrennt werden. Proximal gelingt nun die Darstellung der linken Nierenvene, distal rechts von der Aorta, die Darstellung der V. cava inferior von ihrem Ursprung bis zur Mesenterialwurzel, welche die V. cava vor Einmündung der Nierenvene kreuzt.

Soll die V. cava inferior auch proximal der Mesenterialwurzel dargestellt werden, ist der rechtsseitige Weg oft vorteilhafter, da er die noch bessere Übersicht bietet (Abb. 102). Dazu spannt man nach Eröffnen der Bauchhöhle – wiederum mittels Ober- und Unterbauchlaparatomie – Coecum und aufsteigenden Dickdarm nach medial und spaltet unter Berücksichtigung des notwendigen Sicherheitsabstandes das parietale Bauchfell lateral des Dickdarmes (Abb. 103). Das gefäßfreie Ligamentum phrenicocolicum sowie duodenocolicum wird incidiert, wodurch die

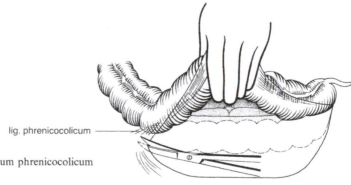

lig. phrenicocolicum

Abb. 103. Das Ligamentum phrenicocolicum wird durchtrennt

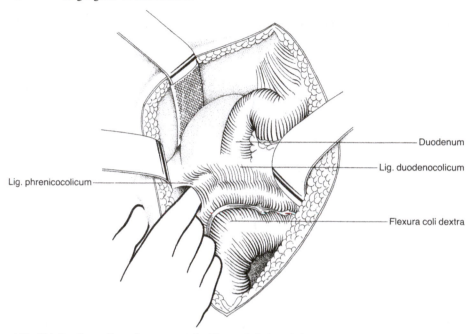

Duodenum

Lig. duodenocolicum

Lig. phrenicocolicum

Flexura coli dextra

Abb. 104. Zur Darstellung der suprarenalen V. cava inferior wird die rechte Colonflexur mobilisiert, das Duodenum wird nach KOCHER [81] medianwärts verlagert

rechte Colonflexur mobil wird. Das Ligamentum gastrocolicum muß evtl. teilincidiert werden. Die rechte Colonhälfte läßt sich nun stumpf von der Unterlage ablösen und unter Anheben und Anspannen nach links verlagern. Bei diesem Manöver stößt man auf die Vasa testicularia bzw. ovarica und auf den rechtsseitigen Ureter. Diese Gebilde sollen bei der Präparation nicht mitmobilisiert werden. Hat man das Colon über die Mittellinie hinaus verlagert, kann man die rechte V. iliaca communis, die venöse Bifurkation und die V. cava inferior übersehen.

Um weiter cranial noch bessere Übersicht über die V. cava inferior zu erhalten, sollte dann eine Kocher-Mobilisation des Duodenums angeschlossen werden (Abb. 104) [81]. Bei diesem Manöver wird nach Einsetzen eines Leberhakens und leichtem Zug nach cranial das lateral vom absteigenden Duodenum liegende Peritoneum incidiert. Einzelne Blutungen werden coaguliert. Das Duodenum samt dem Pankreaskopf läßt sich daraufhin stumpf mittels Stieltupfer nach medial abschieben. Die V. cava inferior mit Einmündungen beider Nierenvenen liegen dann frei (Abb. 105).

15.3 Zugang zur suprarenalen V. cava inferior

Der suprarenale Abschnitt der V. cava inferior ist am schwierigsten freizulegen. Liegt der krankhafte Prozeß zwischen rechtem Vorhof und Einmündung der Lebervenen, wird man mit einer medianen Sternotomie, die zur Oberbauchlängsla-

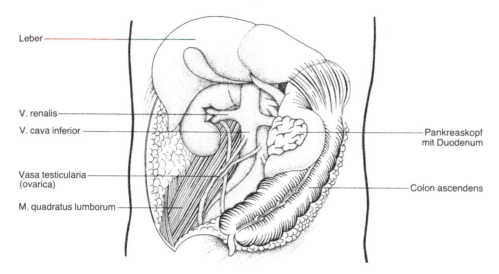

Leber

V. renalis

V. cava inferior

Pankreaskopf
mit Duodenum

Vasa testicularia
(ovarica)

Colon ascendens

M. quadratus lumborum

Abb. 105. Die gesamte supra- und infrarenale V. cava inferior ist freipräpariert

paratomie erweitert wird, auskommen. Das Pericard wird längs incidiert. Das
Zwerchfell wird auf das Foramen der V. cava inferior hin eingeschnitten. Um blut-
trocken operieren zu können, wird man bei einem Teil der Fälle die Herz-Lungen-
Maschine einsetzen müssen, wie das von PAUL [119], HILL u. HETZER [70] und
KRIAN [84] beschrieben wurde. Spezielle Kanülierungstechniken sind diesen Arbei-
ten zu entnehmen.

Soll der intrahepatische Teil der V. cava inferior notfallmäßig dargestellt werden, folgen wir einem Vorschlag von FULLEN [53] und kombinieren die mediane
Längslaparatomie mit der Sternotomie. Alternativ käme der thorakoabdominale
Schrägschnitt von HEANEY u. HUMPHREYS [66] in Frage, bei dem aber die Gefäß-
isolation der Leber schwieriger zu erreichen ist [161]. Auch RAUTE u. TREDE [124]
empfehlen den thorako-abdominalen Zugang. Das Pericard wird wiederum längs
eröffnet, das Zwerchfell kann, muß aber nicht, auf die V. cava inferior hin durchtrennt werden. Am rechten Herzohr wird eine Tabaksbeutelnaht angebracht. Die
Isolation der Leber von ihrer Durchblutung erfolgt durch Abklemmung des Ligamentums hepatoduodenale (PRINGLE [123]). Dazu kann eine weiche Klemme benutzt werden oder man umfährt das Ligamentum hepatoduodenale mit einer Nie-
renstielklemme und schlingt es mit einem Bändchen an, so daß es mit einem Tour-
niquet okkludiert werden kann [45]. Über das rechte Herzohr wird dann in der
Technik von SCHROCK [140] als intravasaler Shunt ein Rüsch-Katheter der Größe 34 eingeführt, den man jedoch vorher mit einer Ausflußöffnung, die nahe der
Verankerung am Herzohr liegen sollte, versehen muß (Abb. 106). Zuvor infra- und
suprahepatisch applizierte Tourniquets werden daraufhin angezogen, wodurch die
Leber von ihrer Durchblutung isoliert ist [22]. Lehrbuchmäßig wird in Normothermie 15 min, in Hypothermie von 31 °C nahezu 1 h Unterbrechung des Leberblut-
flusses verkraftet. ALLGÖWER [4], ESSER [45] und HUGUET [73] geben aber in jüngster Zeit längere Ischämiezeiten an. So berichten sie von Abklemmzeiten bis zu

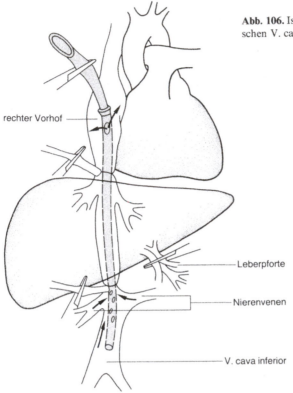

Abb. 106. Isolierung der Leber und der subhepatischen V. cava inferior von der Zirkulation

rechter Vorhof

Leberpforte

Nierenvenen

V. cava inferior

30 min in Normothermie. Gegebenenfalls halten sie eine Verlängerung dieses Zeitintervalles auf 40–60 min für möglich.

Ob die hier beschriebene Technik der Insertion des intravasalen Shunts mit Sternotomie wirklich benutzt werden muß, ist in der Literatur strittig. So gab HEANEY [65] eine Methode an, wie man von abdominal aus Kontrolle über den pericardialen Teil der V. cava inferior erhält. PILCHER [121], TESTAS [157] und FRANKE [52] verwenden Katheter, die von peripher her eingeführt werden können, um die Isolation der Leber von ihrer Durchblutung zu erreichen. Wir halten die Sternotomie aber für keinen sehr schweren Zusatzeingriff. Sie macht vieles übersichtlicher, vergrößert jedoch zweifelsfrei den Eingriff.

Nachdem auf obige Weise Bluttrockenheit erreicht ist, wird man entscheiden, wie weiter vorgegangen werden muß. Zunächst wird das Ligamentum teres über Klemmen durchtrennt. Dann wird das Ligamentum falciforme entlang der Vorderfläche der Leber bis hin zum Zwerchfell incidiert. Durch caudalen Zug an dem durchtrennten Ligamentum falciforme gelingt es, den Raum zwischen Zwerchfell und Leberhinterfläche einzusehen. Von rechts her ist es meist leichter möglich nach Incision des Ligamentum triangulare sowie des vorderen und hinteren Blattes des Ligamentum coronarium dextrum an die Lebervenen bzw. an die V. cava inferior heranzukommen [14]. Dazu wird der rechte Leberlappen vorsichtigst nach medial und caudal luxiert. Kleine Lebervenen werden mit Hämo-Clips versorgt. Die meisten Autoren [77, 140, 174] neigen dazu, nach Ligatur von Lebervenen auch den entsprechenden Leberlappen mit zu resezieren. Allein FELDMANN [47] und DEPINTO

[41] berichten von zwei Fällen, bei denen die Lebervene ligiert und das entsprechende Parenchym in situ belassen wurde. Beide Patienten zeigten keine Beeinträchtigung ihrer Leberfunktion. Entschließt man sich zur anatomischen Leberresektion, müssen primär A. hepatica, Pfortader und Gallengang im Leberhilus präpariert und ihre Aufteilungen identifiziert werden. Die Äste zu den entsprechenden Lappen werden daraufhin ligiert. Die genaue Technik der Leberresektion ist bei HAMELMAN [62], RAUTE u. TREDE [124] und ESSER [45] nachzulesen.

Der hier dargestellte Zugangsweg und das geschilderte chirurgische Vorgehen betrifft vorwiegend die Notfallsituation [99]. Hierbei sollte der intravasale Shunt möglichst frühzeitig installiert werden, um Herzinsuffizienz, Hypovolämie und Luftembolie vorzubeugen. Bei Tumoren, die in die suprarenale V. cava inferior eingewachsen sind, kann man bestimmt auch ohne intravasalen Shunt auskommen und durch Abklemmen des Ligamentums hepatoduodenale sowie der V. cava inferior unter- und oberhalb der Leber den Tumor resezieren [45, 124]. Im Sinne der höchstmöglichen Sicherheit sind aber oben angegebene Methoden bestimmt nicht falsch.

16 Zugang zur V. portae

Die Vereinigung der V. mesenterica superior mit der V. lienalis läßt retropankreatisch die V. portae entstehen, die normalerweise nur 5 cm lang ist. Hinter dem horizontalen Teil des Duodenums tritt sie ins kleine Netz und verläuft dorsal der A. hepatica zur Leberpforte, wo sie sich in ihre Endäste aufteilt.

Die Pfortader versorgt normalerweise die Leber mit 80% ihres Sauerstoffbedarfes. Sie drainiert fast das gesamte venöse Blut des Gastrointestinaltraktes.

Die Pfortader ist klappenlos, so daß der Blutstrom bei Obstruktionen leicht umgeleitet werden kann. Solche Überfluter werden als portocavale Anastomosen bezeichnet, von denen es folgende gibt:

1. die Portae-Azygos-Anastomose,
2. die portorectale Anastomose,
3. die portoretroperitoneale Anastomose und
4. die portoumbilicale Anastomose.

Ligaturen der V. portae nach Traumen wurden beschrieben [26, 50, 118]. CHILD [25] meint, daß ca. 80% der Patienten die akute Ligatur der V. portae überstehen. Experimentell konnte er zeigen, daß es nach Pfortaderligatur zum Abfall des Systemdruckes, zum Anstieg des Druckes im distal der Ligatur liegenden Gefäßbett, zur Verkleinerung des Lebervolumens und zur Entwicklung von portocavalen Kollateralen kommt. Auch MATTOX [105] weist darauf hin, daß beim Menschen die Pfortader in Notsituationen ligiert werden darf. Entwickelt sich der Kollateralkreislauf nicht, ist zu überlegen, ob nicht bald nach der Primärversorgung dekomprimierende Shunts angelegt werden sollten.

Zugang zur Bauchhöhle verschafft man sich durch eine Oberbauchquerincision, die in der Medianlinie zwischen Processus xiphoideus und Nabel beendet wird. Nur bei Bedarf wird der Schnitt bis zum linken Rippenbogen erweitert. Leber und Gallenblase werden mit einem Haken nach cranial gehalten, das Duodenum nach KOCHER [81] mobilisiert. Nach Darstellung des Ligamentum hepatoduodenale wird das Peritoneum an der rechten Seite des Ligamentums längsincidiert. Die ventral der V. porta liegenden Strukturen, der Ductus choledochus sowie die A. hepatica werden nach medial gehalten. Nun wird vorsichtig der Pfortaderhauptstamm isoliert. Bei Traumen muß nur soviel des Hauptstammes isoliert werden, daß eine distale und proximale Kontrolle und damit eine Naht unter Sicht möglich ist. Das Umfahren der V. portae soll lebernah erfolgen, da dann Seitenäste von medial her seltener zu erwarten sind.

17 Zugänge zu den Beckengefäßen

Durch Aufteilung der Aorta abdominalis in Höhe der Bandscheibe L 4/5 entstehen die beiden Aa. iliacae communes, die zunächst ventral des 5. LWK, dann in einer Länge von 5–6 cm am medialen Rand des M. psoas major entlangziehen, um sich beidseits in die A. iliaca externa und A. iliaca interna aufzuzweigen. Normalerweise gehen von der A. iliaca communis keine Seitenäste ab. Bei der Präparation der A. iliaca communis muß als wichtigste Struktur der Ureter geschont werden, der die Beckengefäße in Höhe der Aufteilung überkreuzt, um dann mit der A. iliaca interna ins kleine Becken zu ziehen.

Die Fortsetzung der A. iliaca communis stellt die A. iliaca externa dar, die weiter medial des M. psoas major verläuft, proximal ventral, weiter distal lateral der sie begleitenden V. iliaca. Nach Durchtritt durch die Lacuna vasorum geht die A. iliaca externa in die A. femoralis communis über. Kurz vor dem Leistenband gibt sie die A. epigastrica und die A. circumflexa ilium profunda ab.

An der Seitenwand des kleinen Beckens zieht die A. iliaca interna caudalwärts und beginnt sich sofort zu verästeln, wobei sie sich meist (60%) in 2 größere Äste aufteilt, von denen dann die Beckenorgane bzw. die Gesäßmuskulatur versorgt werden. In 10% entspringen die einzelnen Äste der A. iliaca interna aus einem Hauptstamm. Daß 3 oder 4 Hauptstämme gefunden werden, ist selten, aber möglich [94].

Die beidseitige Ligatur der A. iliaca interna ist von vielen chirurgischen Disziplinen ausgeführt worden. Die Gynäkologen führten sie bei Blutungen von ausgedehnten Unterleibscarcinomen sowie bei unstillbaren Blutungen während der Geburt [35, 128], die Urologen bei nicht beherrschbaren Blutungen nach Prostatektomien und die Traumatologen bei großen retroperitonalen Hämatomen nach Beckenfrakturen aus [80, 125].

Experimentell ist die beidseitige Ligatur der A. iliaca interna von SHAFIROFF u. Mitarb. [143] untersucht worden, nach deren Meinung die Kollateralzirkulation über die übrigen Beckengefäße ausreicht, um eine Ischämie der Beckenorgane zu verhindern. Beim Mann soll es nach der doppelseitigen Ligatur zum Verlust der Erektion kommen, weil die A. pudenda interna nicht mehr genügend Blut zur Füllung der Schwellkörper bekommt. Bei der Frau soll eine Schwangerschaft nach beidseitiger Ligatur nicht möglich sein, die Menstruation jedoch normal verlaufen [17].

Die Beckengefäße lassen sich trans- wie retroperitoneal freilegen. Wenn eine scharfe Gefäßverletzung im Beckenbereich vermutet wird, bietet der transperitoneale Weg wohl den besten Zugang [23].

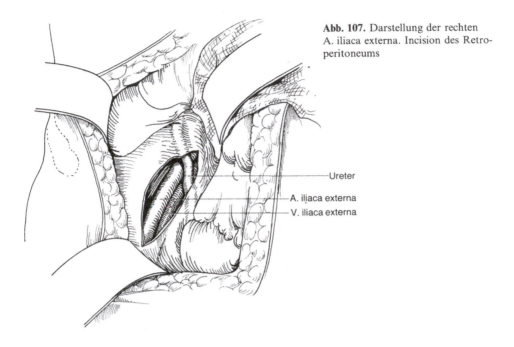

Abb. 107. Darstellung der rechten A. iliaca externa. Incision des Retroperitoneums

Ureter
A. iliaca externa
V. iliaca externa

17.1 Transperitonealer Zugang zur rechten A. iliaca

Wir führen dazu eine untere mediane Längslaparatomie aus. Sollen größere Teile des Aortenrohres mit freigelegt werden, empfiehlt sich auch eine obere mediane Längslaparatomie. Nach Eröffnen des Bauchraums wird der Dünndarm nach cranial abgestopft, das Rectum und Sigma nach links weggehalten und das Retroperitoneum entlang des mutmaßlichen Gefäßverlaufes incidiert. Dabei darf wirklich nur das Retroperitoneum eingeschnitten werden, da bei Unachtsamkeit der Ureter verletzt wird, der in Höhe der Beckengefäßgabel über die Gefäße hinwegzieht. Die Präparation dehnt sich mehr nach caudal aus, wenn die A. iliaca externa oder mehr nach proximal, wenn die A. iliaca communis exponiert werden soll. Praktisch eröffnet man die Gefäßscheide, umfährt das Gefäß und präpariert davon ausgehend nach proximal und distal (Abb. 107).

17.2 Transperitonealer Zugang zur linken A. iliaca

Der Bauchraum wird ebenfalls durch eine untere mediane Längslaparatomie eröffnet. Der Dünndarm wird nach rechts verlagert, das Sigma gefaßt und nach cranial und rechts aufgespannt. Das Retroperitoneum wird vom inneren Leistenring ausgehend bis zum Mesosigmaansatz entlang der Linea terminalis incidiert. Auch hier ist es am günstigsten, auf die Gefäßscheide zu gehen und entlang der Arterie zu präparieren. Topographisch ist wichtig, daß die V. iliaca weiter caudal medial und

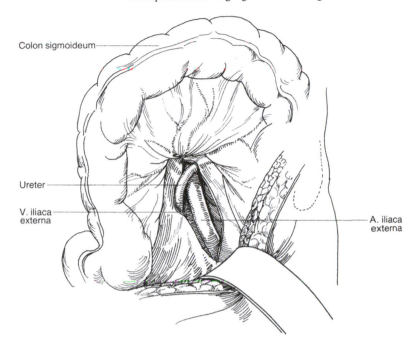

Abb. 108. Darstellung der linken A. iliaca externa. Incision des Retroperitoneums

weiter cranial dorsal liegt. In Höhe des Mesosigmas muß sorgfältig auf den über-
kreuzenden Ureter geachtet werden (Abb. 108).

Soll die linke A. iliaca communis freipräpariert werden, wird der gesamte
Dünndarm nach rechts gehalten, das Sigma nach caudal geschlagen und durch Orientierung am Promontorium das Retroperitoneum über dem vermuteten Verlauf
der linken A. iliaca communis incidiert.

17.3 Retroperitonealer Zugang zu den Beckengefäßen

Zugang zu den Beckenarterien auf retroperitonealem Wege erreicht man durch Incision der anterolateralen Bauchwand, deren Anatomie in Abb. 109 dargestellt ist.

Je nach Länge der Arterienexposition liegt der Hautschnitt 2–3 cm über dem
Leistenband parallel zu ihm und reicht auch bei Exposition der Aortengabel um
die Spina iliaca anterior herum in die seitliche Flanke (Abb. 110). Der Endpunkt
der Hautincision sollte ungefähr in der Mitte zwischen Rippenbogen und Spina
iliaca anterior superior sein. Je weiter der Schnitt nach lateral geführt wird, desto
mehr sollte der Patient zur entgegengesetzten Seite gekippt werden. Medial sollte
die Incision an der Lateralbegrenzung des M. rectus abdominis enden. Nach dem
Durchtrennen des Subcutangewebes in gesamter Länge der Hautincision erfolgt eine sorgfältige Blutstillung. Daraufhin wird der aponeurotische Teil des M. obli-

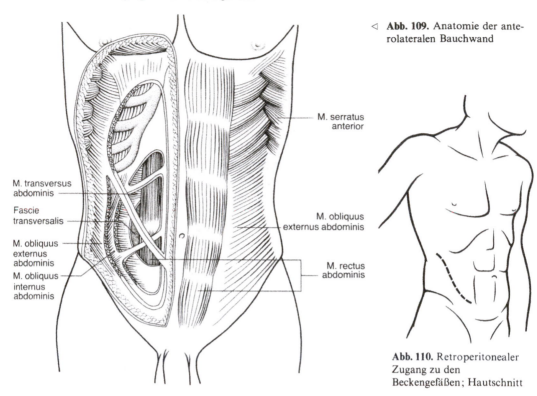

M. serratus
anterior

M. transversus
abdominis

Fascie
transversalis

M. obliquus
externus
abdominis

M. obliquus
internus
abdominis

M. obliquus
externus abdominis

M. rectus
abdominis

Abb. 110. Retroperitonealer
Zugang zu den
Beckengefäßen; Hautschnitt

quus externus abdominis durchtrennt, wobei die Incision nach lateral in den muskulären Teil teils stumpf, teils scharf fortgesetzt wird (Abb. 111). An der geänderten Faserrichtung erkennt man den M. obliquus internus abdominis, der scharf in Länge der Hautincision gespalten wird (Abb. 112). Schließlich stößt man auf die horizontal verlaufenden Fasern des M. transversus abdominis (Abb. 113). Blutungen aus Muskelgefäßen sollten immer gleich gefaßt werden, da sie nach Retraktion der Muskelfasern schwerer zu fassen sind und Ursache lästiger postoperativer Hämatome sein können. Medial wird die Rectusscheide normalerweise intakt gelassen. Nach stumpfer Abpräparation des Peritonealsackes (Abb. 114), wobei man am besten caudal beginnt, lassen sich die Iliacalgefäße am Übergang vom großen ins kleine Becken rasch identifizieren. Der Peritonealsack wird mit feuchten Tüchern bedeckt und mit langen und breiten Langenbeck-Haken nach medial gehalten. Bei der Präparation verbleibt der Ureter meist beim Peritonealsack, so daß er bei der Präparation der Beckengefäße nicht weiter stört (Abb. 115). Als Grundsatz sollte aber stets gelten, bevor der Ureter nicht identifiziert ist, darf mit der Präparation nicht fortgefahren werden.

Mit dieser Art von Exposition lassen sich die Beckengefäße vom inneren Leistenring bis zur Aortenbifurkation freilegen (Abb. 115). Letzteres kann speziell bei adipösen Patienten schwierig sein, jedoch manchmal durch Incision der Rectusscheide erleichtert werden. Damit läßt sich der Peritonealsack leichter nach medial halten. Soll primär die Aortenbifurkation mit freigelegt werden, wählen wir

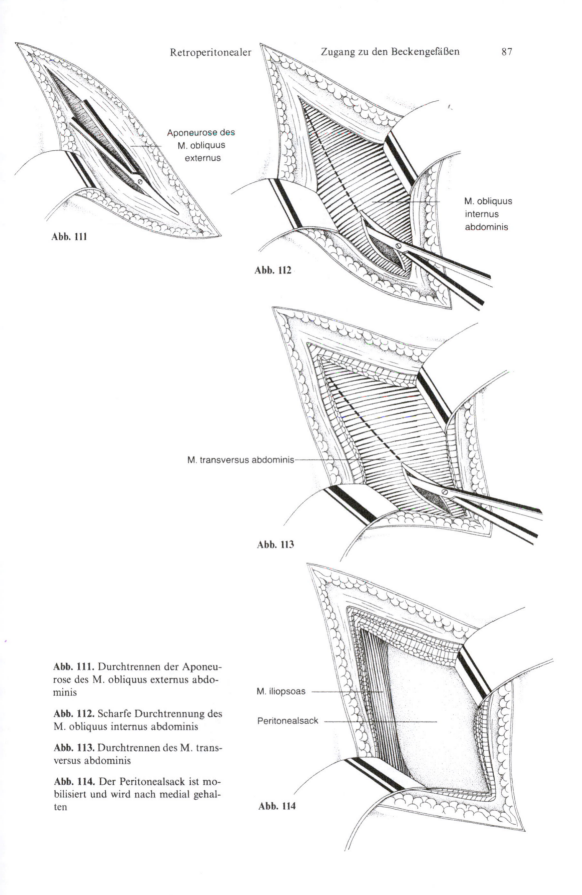

Aponeurose des
M. obliquus
externus

Abb. 111

M. obliquus
internus
abdominis

Abb. 112

M. transversus abdominis

Abb. 113

M. iliopsoas

Peritonealsack

Abb. 114

Abb. 111. Durchtrennen der Aponeurose des M. obliquus externus abdominis

Abb. 112. Scharfe Durchtrennung des M. obliquus internus abdominis

Abb. 113. Durchtrennen des M. transversus abdominis

Abb. 114. Der Peritonealsack ist mobilisiert und wird nach medial gehalten

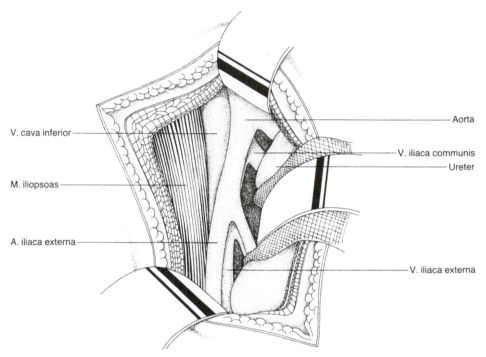

Aorta

V. cava inferior

V. iliaca communis
Ureter

M. iliopsoas

A. iliaca externa

V. iliaca externa

Abb. 115. Die rechtsseitigen Beckengefäße sind freipräpariert. Beachte den Ureter, der beim Peritoneal-sack verbleibt

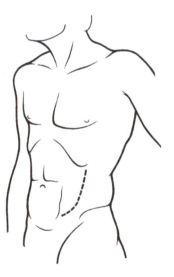

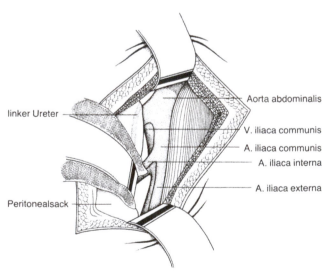

linker Ureter

Aorta abdominalis

V. iliaca communis

A. iliaca communis

A. iliaca interna

A. iliaca externa

Peritonealsack

Abb. 116. Retroperitoneale Freilegung der Beckengefäße und der Aortenbifurkation; Hautschnitt

Abb. 117. Aorta abdominalis und linksseitige Beckengefäße sind dargestellt

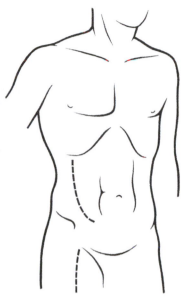

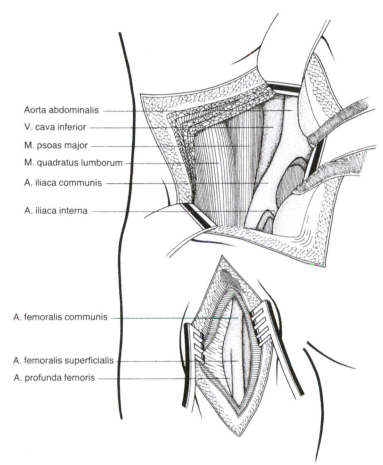

Aorta abdominalis
V. cava inferior
M. psoas major
M. quadratus lumborum
A. iliaca communis
A. iliaca interna

A. femoralis communis

A. femoralis superficialis
A. profunda femoris

Abb. 118. Kombiniertes Vorgehen zur Freilegung der Becken- und Oberschenkelgefäße; Hautschnitt

Abb. 119. Operationssitus bei ▷ kombiniertem Vorgehen zur Freilegung der Becken- und Oberschenkelgefäße; das Leistenband bleibt normalerweise intakt

den linksseitigen Zugang (Abb. 116 u. 117), da bei dem rechtsseitigen die venöse Bifurkation stören kann und es zu lästigen Einrissen der V. cava kommen kann. Bei stark adipösen Patienten ist unserer Meinung nach ein transperitoneales Vorgehen leichter.

Bei kombinierten Eingriffen an Becken- und Oberschenkelarterien werden beide Gefäße unter Schonung des Ligamentum inguinale durch separate Incisionen freigelegt (Abb. 118 u. 119). Nur in Ausnahmefällen darf das Ligamentum inguinale durchtrennt werden. Dies sollte auf jeden Fall lateral der Lacuna vasorum erfolgen, um keine Strikturen der Femoralgefäße nach Rekonstruktionen des Ligamentum inguinale zu erzeugen.

Bei Verletzungen kann es immer wieder möglich sein, die Endäste der A. iliaca interna, die A. glutea superior oder die A. glutea inferior versorgen zu müssen [147].

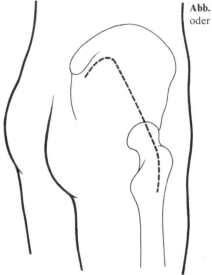

Abb. 120. Hautschnitt zur Freilegung der A. glutea superior oder inferior

17.4 Zugang zu den Glutealarterien

Der Patient liegt mit leicht auswärts rotiertem Bein auf dem Bauch, wodurch der M. gluteus maximus entspannt wird. Die Hautincision erfolgt von der Spina iliaca posterior superior abseits des Beckenkammes, zunächst aber parallel zu ihm, dann quer über das Gesäß zum Trochanter major (Abb. 120). Anatomisch gesehen

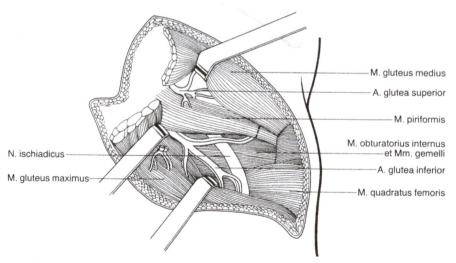

N. ischiadicus

M. gluteus maximus

M. gluteus medius

A. glutea superior

M. piriformis

M. obturatorius internus et Mm. gemelli

A. glutea inferior

M. quadratus femoris

Abb. 121. Der M. gluteus maximus ist vom Beckenkamm abgetrennt und nach unten geschlagen, die A. glutea superior liegt frei und kann nach cranial verfolgt werden. Um den gesamten Verlauf der A. glutea inferior übersehen zu können, muß der sehnige Ansatz des M. piriformis durchtrennt werden *(gestrichelte Linie)*

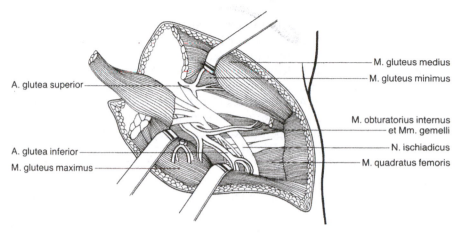

A. glutea superior

A. glutea inferior

M. gluteus maximus

M. gluteus medius
M. gluteus minimus

M. obturatorius internus
et Mm. gemelli

N. ischiadicus

M. quadratus femoris

Abb. 122. Der M. piriformis ist zurückgeschlagen, die A. glutea superior und A. glutea inferior liegen frei

sollte der Schnitt in Höhe des Überganges vom M. gluteus maximus auf den M. gluteus medius liegen. Die Hautincision wird bis zur Fascie vertieft, die zunächst lateral incidiert wird, wodurch man auf eine Bursa stößt. Indem nun die Fascie auch weiter nach medial eingeschnitten wird, gelangt man an den Ansatz des M. gluteus maximus am Beckenkamm, der nach unten hin bis kurz vor die Spina iliaca posterior superior scharf mit dem Raspatorium abgetrennt wird. Damit kann man den Muskel nach caudal umschlagen und überblickt die tiefere Gesäßmuskulatur (Abb. 121). Äste der A. glutea superior, die den M. gluteus maximus versorgen, müssen evtl. ligiert werden, da sie beim Umschlagen des Muskels hindern können. Nach Einsetzen von Haken unter den M. gluteus maximus und unter den M. gluteus medius wird caudal der N. ischiadicus mit der A. glutea inferior sichtbar, die unterhalb des M. piriformis aus dem kleinen Becken heraus ziehen, während über dem Muskel (suprapiriform) die A. glutea superior gefunden wird. Lateral ist der sehnige Ansatz des M. piriformis zu sehen, der dort durchtrennt werden kann, wodurch o. g. Arterien und Nerven noch besser sichtbar werden (Abb. 122).

17.5 Vorgehen beim Obturatorbypass [60]

Bei Leisteninfektionen kann es manchmal notwendig sein, extraanatomische Umleitungen zu konstruieren. Eine solche durch das Foramen obturatorium wird als Obturatorbypass bezeichnet. Dazu werden die Beckengefäße unter sterilen Kautelen – wie unter Kap. 17.4 ausgeführt – freigelegt. Dem transperitonealen Vorgehen sollte unserer Meinung nach der Vorzug gegeben werden. Nach Incision des parietalen Peritoneums werden die Aa. iliaca externa, -interna und -communis und der Ureter auf der betroffenen Seite angeschlungen. Die A. iliaca interna verfolgend findet man den Abgang der A. obturatoria bei ca. 75% der Patienten. Bei den restlichen entspringt die A. obturatoria aus der A. iliaca externa oder aus Seitenästen dieser Arterie. Die A. obturatoria zieht an der lateralen Beckenwand zum Foramen obturatorium, das sie im oberen lateralen Drittel mit Vene und gleichnamigem Nerv – den Canalis obturatorius bildend – durchzieht (Abb. 123). Kurz vor dem Verschwinden in diesen Kanal wird das Gefäß-Nerven-Bündel beim Mann vom Ductus deferens überkreuzt, den man bei der Präparation auf jeden Fall schonen muß. Zum leichteren Auffinden des Canalis obturatorius kann man sich am Ramus superior des Schambeines orientieren, unter dem er zu finden ist. Auf jeden Fall sollte der Patient präoperativ katheterisiert sein, damit eine volle Blase die Orientierung nicht erschwert. Die Membrana obturatoria wird scharf unterhalb des Gefäß-Nerven-Bündels durchtrennt. Es wird schließlich, zuerst mit dem Finger, dann mit der Kornzange, ein Kanal konstruiert, der unter dem M. adductor brevis, dem M. adductor longus und unter dem M. adductor magnus zu liegen kommen sollte (Abb. 124).

Von einer Gegenincision zur Freilegung des 1. Popliteasegmentes (s. S. 106) wird ebenfalls eine Kornzange unterhalb des M. adductor magnus gegen das Foramen obturatorium vorgeschoben, womit Kanal und Ort für die Anastomosen des Obturatorbypasses bestimmt sind.

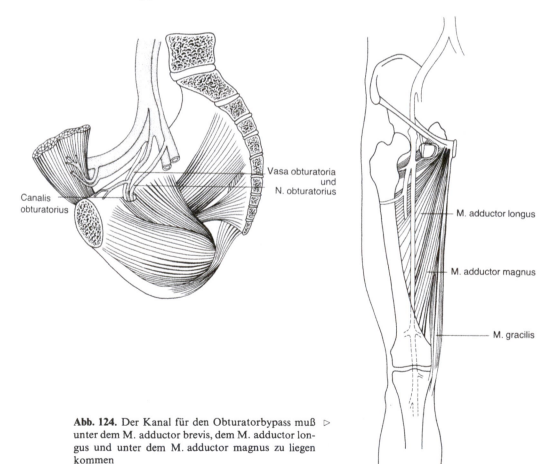

Canalis obturatorius

Vasa obturatoria und N. obturatorius

M. adductor longus

M. adductor magnus

M. gracilis

Abb. 124. Der Kanal für den Obturatorbypass muß ▷ unter dem M. adductor brevis, dem M. adductor longus und unter dem M. adductor magnus zu liegen kommen

18 Zugang zu den Oberschenkelgefäßen

Die A. femoralis communis ist die Fortsetzung der A. iliaca externa distal des Leistenbandes. Sie durchzieht die Lacuna vasorum, begleitet von der gleichnamigen Vene, die medial liegt. Noch weiter medial ziehen Lymphgefäße durch die Lacuna vasorum. Der N. femoralis gliedert sich schon innerhalb des M. iliopsoas in seine Endäste und zieht, eingeschlossen in der Fascia iliaca, lateral der A. femoralis durch die Lacuna musculorum. Normalerweise wird der Nerv bei der Freilegung der A. femoralis communis nicht gesehen. Drei kleinere Arterien nehmen in der Regel von der A. femoralis communis ihren Ursprung. Da sie Teil eines Kollateralnetzes sein können, sollten sie geschont werden. Die A. femoralis communis teilt sich 2–6 cm distal des Leistenbandes in ihre beiden Endäste, die A. femoralis superficialis und die A. profunda femoris. Variationen der Verzweigung der A. femoralis in der Leistenbeuge demonstriert Abb. 125 a–d. Demnach liegt in 48% der Fälle der Hauptstamm der A. profunda femoris lateral, in 40% dorsal und in 10% medial der A. femoralis superficialis [94]. VAAS [163] fand ähnliche Zahlen.

18.1 Zur Femoralisgabel

Der Patient liegt auf dem Rücken, der Operateur steht lateral der darzustellenden Arterie, der Assistent ihm gegenüber. Wir bevorzugen eine Längsincision, um bei

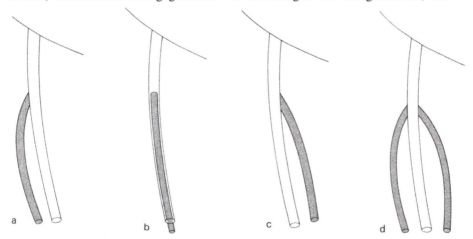

Abb. 125 a–d. Verlaufsvariationen der A. profunda femoris. (Nach LIPPERT [94]). **a** Der Hauptstamm der A. profunda femoris liegt dorsolateral der A. femoralis superficialis (48%), **b** der Hauptstamm der A. profunda femoris liegt dorsal der A. femoralis superficialis (40%), **c** der Hauptstamm der A. profunda femoris liegt medial der A. femoralis superficialis (10%), **d** starke Äste der A. profunda femoris liegen medial und lateral der A. femoralis superficialis (2%)

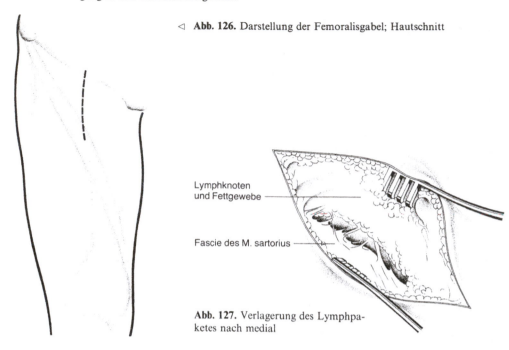

◁ **Abb. 126.** Darstellung der Femoralisgabel; Hautschnitt

Lymphknoten
und Fettgewebe

Fascie des M. sartorius

Abb. 127. Verlagerung des Lymphpa-
ketes nach medial

schlechteren Gefäßverhältnissen die Arterie nach proximal und distal weiter freilegen zu können. Die Hautincision beginnt in der Mitte der Linie Spina iliaca anterior superior – Tuberculum pubicum und soll eine leicht konkave Schwingung haben (Abb. 126). Die Länge der Incision beträgt etwa 6–8 cm. Nach Durchtrennen
des Subcutangewebes wird der mediale Rand des M. sartorius aufgesucht, ohne
dessen Fascie zu eröffnen. In dieser Ebene wird nach medial präpariert und das gesamte Lymphpaket nach medial und ventral verlagert (Abb. 127). Auf diese Weise
erspart man sich in der Regel lästige postoperative Lymphfisteln [167]. Nach Setzen eines Spreizers wird 1 cm medial des Sartoriusrandes die Fascie incidiert und
die Arterie dargestellt. Auf der Arterie wird dann nach oben längspräpariert. Der
umgekehrte Weg, die Arterie direkt distal des Leistenbandes, wo sie am oberflächlichsten liegt, freizulegen und dann nach distal zu verfolgen, ist ebenfalls möglich.
Zuerst sollten immer die A. femoralis communis und die A. femoralis superficialis
angeschlungen werden (Abb. 128). Am Kalibersprung erkennt man meist den Abgang der A. profunda femoris, der in überwiegender Zahl lateral und dorsal der
A. femoralis superficialis liegt (Abb. 125a–d). Durch Halten der Zügel nach medial oder lateral läßt sich die Anfangsstrecke der A. profunda femoris leicht freipräparieren und anschlingen (Abb. 129). Auf einen gedoppelten Abgang sollte auf jeden Fall bei dem Umfahren der Arterie geachtet werden.

   Nach proximal kann man den Schnitt bis zum Leistenband fortsetzen, das bei
schlechter Darstellung eingekerbt werden darf. Oft reicht auch der cranial gerich-
tete Zug mittels Langenbeck-Haken aus, um wichtige Zentimeter zur Exposition
des Überganges der Becken- auf die Oberschenkelarterie zu gewinnen. Ist der Zugang zur A. iliaca externa damit immer noch nicht ausreichend, sollte die A. iliaca

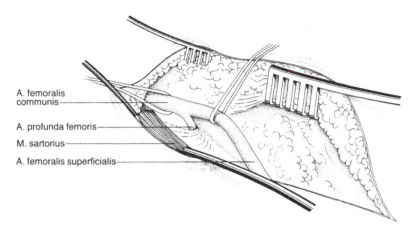

A. femoralis
communis

A. profunda femoris

M. sartorius

A. femoralis superficialis

Abb. 128. Normalerweise wird die A. profunda femoris nur so weit freigelegt, daß das Gefäß angeschlungen sowie eine Klemme gesetzt werden kann

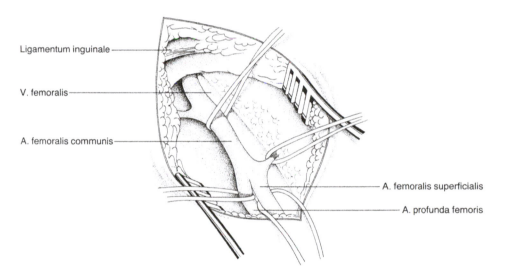

Ligamentum inguinale

V. femoralis

A. femoralis communis

A. femoralis superficialis

A. profunda femoris

Abb. 129. Die gesamte A. femoralis communis sowie ihre Aufteilung ist dargestellt und angeschlungen

externa retroperitoneal von einer zweiten Incision aus dargestellt werden (s. S. 89, Abb. 118 u. 119).

18.2 Zur A. femoralis superficialis im Oberschenkelbereich

Die A. femoralis superficialis wird im Oberschenkelbereich vom M. sartorius bedeckt. Im mittleren Oberschenkelbereich läßt sie sich medial des genannten Muskels freipräparieren. Das Knie wird durch eine Rolle unterstützt. Das Bein ist leicht

im Hüftgelenk nach außen rotiert. Der Operateur steht medial, der Assistent lateral. Der Hautschnitt (Abb. 130) erfolgt am medialen Rand des M. sartorius bis zur
oberflächlichen Fascie (Abb. 131). Die V. saphena magna sollte geschont werden,
indem sie nach medial und dorsal abgedrängt wird. Der in einer separaten Fascie
eingepackte M. sartorius wird umfahren und mit einem Haken nach lateral gehalten (Abb. 132). Nach Durchtrennen des tiefen Blattes der Oberschenkelfascie lassen sich die Vasa femoralia daraufhin unschwer darstellen (Abb. 133). Die V. femoralis liegt proximal medial, weiter distal dorsal der A. femoralis. Der Schnitt
kann je nach Erfordernis jederzeit nach proximal wie distal verlängert werden.

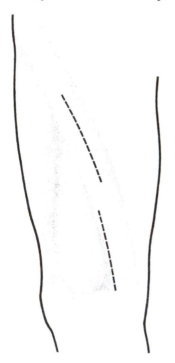

Abb. 130. Freilegung der A. femoralis superficialis im Oberschenkelbereich; Hautschnitte

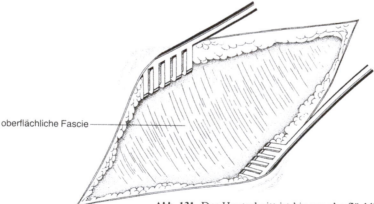

oberflächliche Fascie

Abb. 131. Der Hautschnitt ist bis zur oberflächlichen Fascie vertieft

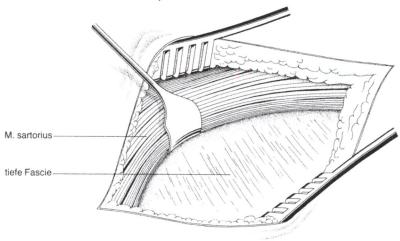

Abb. 132. Der M. sartorius wird mit einem Haken nach lateral gehalten

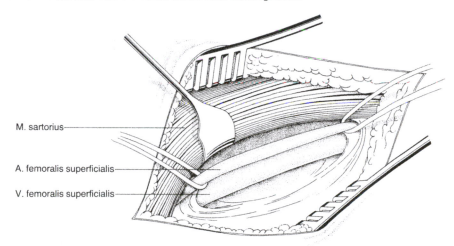

Abb. 133. Die Vasa femoralia sind dargestellt und angeschlungen

18.3 Zur A. femoralis superficialis in Höhe des Adduktorenkanals

Bei gleicher Lagerung des Patienten und Stellung des Operateurs (s. Kap. 18.2) wird die Hautincision weiter distal an der vorderen Kante des M. sartorius über 8 cm in Längsrichtung angelegt (Abb. 130). Die Fascie wird an der Grenze zwischen M. vastus medialis und M. adductor magnus auf der einen und M. sartorius auf der anderen Seite incidiert (Abb. 134). Der M. sartorius wird nach hinten und medial gehalten. Dabei kommt zwischen M. vastus medialis und M. adductor magnus die A. femoralis superficialis am Anfang des Adduktorenkanals zum Vorschein (Abb. 135). Eventuell muß durch Incision entlang der Adduktorensehne das Dach des Hunter-Kanals eröffnet werden, um die Arterie weiter nach distal freilegen zu können. Dabei muß auf den N. saphenus geachtet werden, der ventral auf

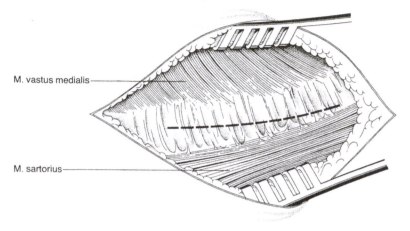

Abb. 134. Incision der Fascie an der Grenze zwischen M. vastus medialis und M. sartorius

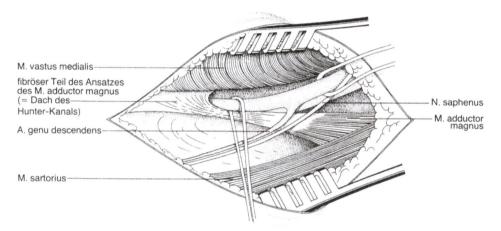

Abb. 135. Nach Durchtrennen der Fascie kommen die Vasa femoralia zum Vorschein und lassen sich bis zum Anfangsteil des Adduktorenkanals verfolgen

der A. femoralis superficialis liegt (Abb. 135). Die V. femoralis liegt in diesem Abschnitt hinter der Arterie, oft ist die Vene gedoppelt. Bei der Freipräparation der Arterie stören oft kleinere Venengeflechte, die in dieser Höhe die A. femoralis superficialis umgeben. Reißen diese Venengeflechte ein, kann man die Blutung meist mittels Coagulation zum Stillstand bringen. Zugang zur Fossa poplitea und damit zum 1. Popliteasegment erhält man mittels Durchtrennung des sehnigen Ansatzes des M. adductor magnus. Proximale A. poplitea sowie distale A. femoralis superficialis liegen damit frei.

Bei der offenen Thrombendarteriektomie der gesamten A. femoralis superficialis kann es notwendig sein, alle 3 oben beschriebenen Zugangswege miteinander zu kombinieren. Dazu wird der M. sartorius am besten ganz mobilisiert und an ein Bändchen genommen, wobei er im oberen Teil nach lateral, im unteren Teil nach medial gehalten werden muß.

18.4 Zur A. profunda femoris [67]

Die A. profunda femoris stellt das wichtigste Kollateralgefäß im Oberschenkelbereich dar und hat damit größte gefäßchirurgische Bedeutung [88]. Letzteres trifft besonders dann zu, wenn die A. femoralis superficialis verschlossen ist.

Die A. profunda femoris entspringt im Regelfall an der dorsolateralen Wand der A. femoralis communis (Variationen s. Abb. 125). Sie verbleibt im weiteren Verlauf dorsal der oberflächlichen Oberschenkelarterie auf dem M. pectineus und dem M. adductor brevis, medial von der V. femoralis profunda begleitet, um schließlich unter dem A. adductor longus in der Adduktorenmuskulatur zu verschwinden. Die A. profunda femoris hat 2 Gruppen von Seitenästen, nämlich die A. circumflexa femoris lateralis und medialis sowie im Regelfall 3 Rami perforantes. Besonders der kräftig entwickelte Ramus descendens der A. circumflexa femoris lateralis stellt eine wichtige potentielle Kollaterale im Oberschenkelbereich dar, da durch sie Anastomosen zu den Aa. geniculares hergestellt werden. Den hier dargestellten Regelfall der Lehrbücher des gemeinsamen Truncus profundus circumflexus findet man nach LIPPERT[94] in 58% der Fälle. Weitere Variationsmöglichkeiten sind der Abb. 136a–d zu entnehmen.

Normalerweise wird die A. profunda femoris nur soweit freipräpariert, daß das Gefäß angeschlungen sowie eine Klemme gesetzt werden kann (Abb. 128 u. 129). Überzeugt man sich aber nach der Eröffnung der Femoralisgabel davon, daß der Profundaabgang stenosiert ist, wird das Gefäß weiter freigelegt, um eine lokale Thrombendarteriektomie ausführen zu können. Wie weit die A. profunda femoris exponiert werden muß, hängt ganz von ihrer Wandbeschaffenheit ab. Der Eingriff wird klinisch mit dem schillernden Begriff Profundaplastik belegt [101–104].

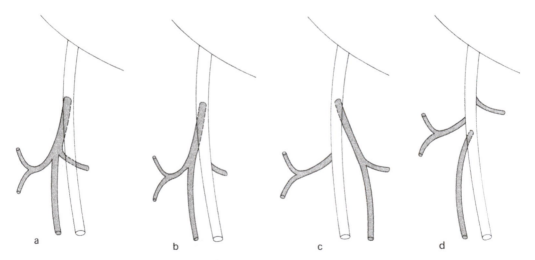

a   b   c   d

Abb. 136 a–d. Wichtige Ursprungsvariationen der A. profunda femoris. (Nach LIPPERT [94]). **a** Truncus profundo-circumflexus perfectus (58%), **b** die A. circumflexa femoris medialis entspringt direkt aus der A. femoralis superficialis (18%), **c** die A. circumflexa femoris lateralis entspringt direkt aus der A. femoralis superficialis, Truncus profundo-circumflexus medialis (15%), **d** beide Aa. circumflexae femoris entspringen direkt aus der A. femoralis superficialis (4%)

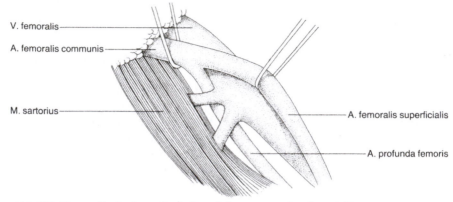

V. femoralis

A. femoralis communis

M. sartorius

A. femoralis superficialis

A. profunda femoris

Abb. 137. Venen, die die A. profunda femoris kreuzen, werden dargestellt

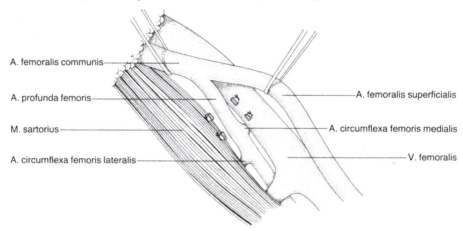

A. femoralis communis

A. profunda femoris

M. sartorius

A. circumflexa femoris lateralis

A. femoralis superficialis

A. circumflexa femoris medialis

V. femoralis

Abb. 138. Nach Ligatur der Venen zeigen sich die ersten Äste der A. profunda femoris

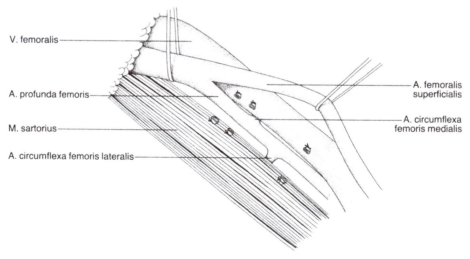

V. femoralis

A. profunda femoris

M. sartorius

A. circumflexa femoris lateralis

A. femoralis superficialis

A. circumflexa femoris medialis

Abb. 139. Die Anfangsstrecke der A. profunda femoris mit dem wichtigen Circumflexasystem ist dargestellt

Hautschnitt und Stand des Operateurs sind die gleichen wie bei der Freilegung der Femoralisgabel, die in der Regel als erster Teil der Operation erfolgt. In den meisten Fällen präpariert man einfach auf der A. profunda nach caudal, bis man auf 2 oder 3 querverlaufende größere Venen stößt (Abb. 137 u. 138), die durchtrennt und umstochen werden. Damit lassen sich meist die ersten beiden Äste, die das wichtige Circumflexasystem speisen, freilegen (Abb. 139). In der Mehrzahl der Fälle reicht diese Art der Präparation für eine Profundaplastik, denn nach MARTIN [102] befällt die Arteriosklerose in 74% der Fälle das 1. Segment vom Abgang aus der A. femoralis communis bis zum Abgang des 1. Profundaastes.

Findet man aber immer noch kein aufnehmendes Profundasegment, muß die Präparation weiter nach caudal geführt werden. Zunächst wird der Hautschnitt in die Peripherie verlängert, der bis zu 20 cm lang werden kann. Daraufhin wird die oberflächliche Oberschenkelarterie in der Ausdehnung der Hautincision mobilisiert. Durch Einsetzen eines 2. Spreizers lassen sich der M. sartorius nach lateral und die oberflächlichen Oberschenkelgefäße – ohne diese zu verletzen – nach medial weghalten. Beim Einsetzen des Spreizers sollte ebenfalls der N. femoralis, der in dieser Höhe schon seine wichtigsten motorischen Fasern abgegeben hat, dort, wo er aus dem M. iliopsoas austritt, sowie in seinem weiteren Verlauf lateral der A. profunda femoris geschont werden. Die die A. profunda femoris medial beglei-

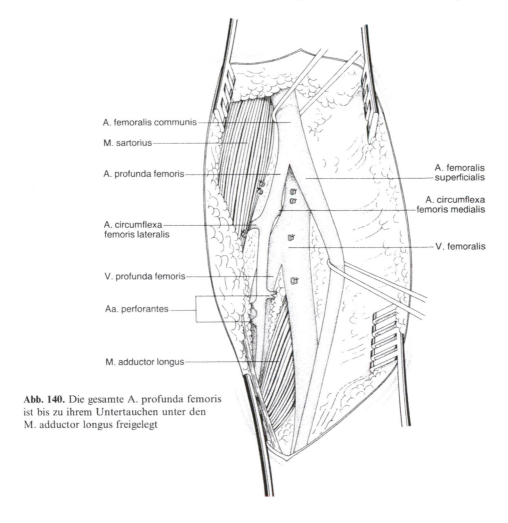

Abb. 140. Die gesamte A. profunda femoris ist bis zu ihrem Untertauchen unter den M. adductor longus freigelegt

tenden Venengeflechte lassen sich bei sorgfältiger Präparation erhalten, kreuzende Venen werden umstochen. Auf diese Weise lassen sich die Aa. perforantes, von denen es normalerweise 3 gibt, Ast für Ast exponieren. Die A. profunda femoris verschwindet schließlich unter dem M. adductor longus (Abb. 140). Dieser Muskel kann zwar über der Arterie noch gespalten werden, doch handelt es sich hierbei um den Endast der A. profunda femoris, der oft von seinem Kaliber her für eine Anastomose nicht mehr in Frage kommt.

Natürlich ist es möglich, nach Bestrahlungsfolgen, Infektionen oder anderen Schwierigkeiten mit der Leiste, die A. profunda femoris auch direkt freizulegen. Bei im Hüft- und Kniegelenk gebeugtem Bein – der M. sartorius wird so entspannt – führt man eine ca. 20 cm lange Hautincision über dem medialen Drittel des Muskels aus. Er wird am besten aus seiner Fascie befreit und nach lateral weggehalten. Nach Darstellung der oberflächlichen Oberschenkelgefäße läßt sich der Raum zwischen diesen und dem M. sartorius aufspreizen und lateral der A. femoralis superficialis in der Tiefe die A. profunda femoris – wie oben angegeben – freipräparieren.

19 Zugang zur A. poplitea

Die A. poplitea beginnt am Ausgang des Adductorenkanals als Fortsetzung der A. femoralis superficialis. Nach anatomischen Lehrbüchern endet sie quasi aus topographischen Gründen [150] am Soleusschlitz. SPIELER [148] bezeichnet mit A. poplitea das Gefäß bis zum Abgang der A. tibialis anterior, während PAUWELS u. KUYPERS [120] mit dem Begriff A. poplitea das gesamte Stück von dem Adduktorenkanal bis zur Teilung in die A. tibialis posterior und A. peronea belegen. Aus Verständigungsgründen sollte hier eine einheitliche Nomenklatur angestrebt werden, zumal der Endstrecke der A. poplitea eine erhebliche gefäßchirurgische Bedeutung zukommt. Wir favorisieren aus Kalibergründen SPIELERS [148] Terminologie und bezeichnen das Gefäß vom Adduktorenschlitz bis zum Abgang der A. tibialis anterior als A. poplitea. Damit reicht – anatomisch gesehen – die A. poplitea bis zum Unterrand des M. popliteus, in dessen Höhe sie nach lateral die A. tibialis anterior abgibt. Dieser Regelfall der Lehrbücher soll aber nach LIPPERT [94] nur in 95% der Fälle auftreten, da bei den restlichen 5% eine hohe Teilung vorliegt. Bei diesen Menschen ist aber der Truncus tibio-fibularis deutlich schmaler, so daß wir die A. poplitea bei diesen Patienten höher enden lassen. Mit der oben gegebenen Definition ist es auch röntgenologisch leichter, das Ende der A. poplitea zu bestimmen.

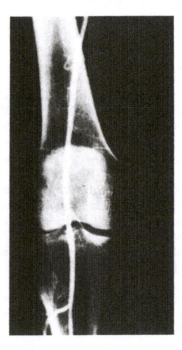

Proximales oder
1. Politeasegment

Mittleres oder
2. Popliteasegment

Distales oder
3. Popliteasegment

Abb. 141. Einteilung der A. poplitea in Segmente (s. Text)

Ein weiteres terminologisches Problem stellt die Segmenteinteilung dar, die aus praktisch-chirurgischen Gesichtspunkten notwendig ist. Übereinstimmend wird die A. poplitea in 3 Segmente eingeteilt: ein proximales vom Adduktorenschlitz bis zum Kniegelenkspalt, ein mittleres zwischen Kniegelenkspalt und Abgang der A. tibialis anterior und ein distaler Abschnitt zwischen dem Abgang der A. tibialis anterior und der Aufteilung der A. poplitea in die A. tibialis posterior und die A. peronea. Wir möchten dieses Einteilungsprinzip nicht unterstützen und uns eher VOLLMAR [165] anschließen und die Segmente wie folgt beschreiben (Abb. 141):

Das 1. Segment reicht vom Ende des Adduktorenkanals bis zum Gastrocnemiustunnel. Es wird durch einen medianen Längsschnitt am distalen Oberschenkel freigelegt. Die Präparation nach distal ist dabei durch den medialen Femurcondylus und den Ansatz des M. gastrocnemius begrenzt.

Das 2. Popliteasegment umfaßt den Gastrocnemiustunnel. Es liegt also kurz ober- und unterhalb des Kniegelenkspaltes. Nach medial ist es geschützt durch die am Pes anserinus ansetzende Muskulatur, nämlich den M. semitendinosus, den M. gracilis, den M. sartorius, den M. semimembranosus und den tibialen Ansatz des M. gastrocnemius. Erst wenn alle diese Muskeln durchtrennt sind, liegt das 2. Popliteasegment frei.

Die Strecke vom Ausgang des Gastrocnemiustunnels bis zum Soleusbogen wird als 3. Popliteasegment bezeichnet. Es entspringen hier praktisch keine größeren Seitenäste mehr. Freigelegt wird dieses Segment durch einen medialen Zugang am Unterschenkel, wodurch die Ebene zwischen M. popliteus und tibialem Gastrocnemius getrennt wird.

Die hier gegebenen Segmenteinteilungen orientieren sich bevorzugt an der Art der Freilegung der A. poplitea. Da eine exakte Terminologie Voraussetzung einer jeden Dokumentation und damit von Vergleichsmöglichkeiten operativer Ergebnisse ist, kann die Bedeutung klarer Definitionen nicht genügend hervorgehoben werden [130].

Und noch ein Wort zur Nomenklatur:

Als femoro-poplitealer Venenbypass werden alle Operationen bezeichnet, bei denen die distale Anastomose proximal des Abgangs der A. tibialis anterior liegt. Ein femoro-cruraler Bypass hat als distalen Anschluß ein oder mehrere Unterschenkelarterien oder den Truncus tibio-fibularis. Wird die Arteriotomie wegen schlechter Wandverhältnisse der A. poplitea in eine der Unterschenkelarterien hineinverlängert, liegt unserer Definition nach ein femoro-poplitealer/cruraler Venenbypass vor.

Für praktische Zwecke ist es wichtig, einige Verlaufsanomalien der Kniegelenksschlagader zu kennen, da diese zum Kompressionssyndrom (popliteal entrapment syndrom) führen können [61, 87]. DeLaney u. Gonzales [37] unterscheiden 4 verschiedene Verlaufsanomalien (Abb. 142):

Typ 1: Dabei verläuft die A. poplitea medial des tibialen Gastrocnemiuskopfes. Weiter peripher nimmt sie wieder ihre normale Lage neben Nerv und Vene ein.

Typ 2: Durch Lateralverlagerung des Ansatzes des medialen Gastrocnemiuskopfes trennt dieser die medial verlaufende Arterie von dem lateral liegenden restlichen Gefäß-Nerven-Bündel.

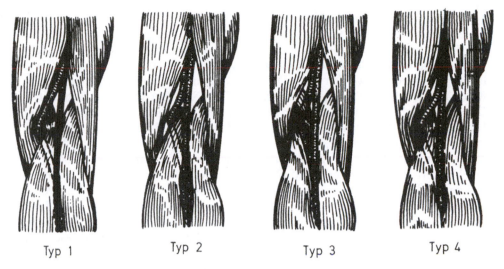

Typ 1   Typ 2   Typ 3   Typ 4

Abb. 142. Verlaufsanomalien der A. poplitea (s. Text)

Typ 3: Die Arterie verläuft durch den tibialen Gastrocnemiuskopf oder ist durch aberrierende Muskelzüge von der Vene getrennt.

Typ 4: Die Arterie verläuft medial des medialen Gastrocnemiuskopfes und ventral des M. popliteus.

Bei dem Kompressionssyndrom handelt es sich um eine angeborene Anomalie mit dystopem Verlauf der A. poplitea oder um eine Fehlinsertion des M. gastrocnemius. Die klinische Folge der Kompression ist meist eine Stenose oder ein Verschluß der Arterie.

Im folgenden werden die Möglichkeiten, die A. poplitea zu exponieren, beschrieben.

19.1 Medialer Zugang

Die A. poplitea medial freizulegen, ist heute der Zugang der Wahl. Vorteilhaft wirkt sich dabei aus, daß das 1. und 3. Popliteasegment relativ einfach freipräpariert werden können. Erst wenn damit die Exposition noch mangelhaft erscheint, werden die medialen Muskelgruppen durchtrennt. Damit liegt dann die Arterie vom Adduktorenkanal bis zum Abgang der A. tibialis anterior vollständig frei. Vorteilhaft beim medialen Zugang ist auch, daß das vorgeschaltete Gefäßgebiet der A. femoralis superficialis wie auch das aufnehmende Gefäßareal der Unterschenkelarterien relativ leicht freigelegt werden können, ohne den Patienten intraoperativ umlagern zu müssen.

19.1.1 Zum 1. Popliteasegment

Der Patient liegt auf dem Rücken, das zu operierende Bein ist in der Hüfte leicht
gebeugt und nach außen rotiert. Es ist so desinfiziert und abgedeckt, daß das Knie
intraoperativ bewegt werden kann. Die Unterstützung des Knies mit einem sterilen
Kittel ist vorteilhaft. Der Operateur steht auf der Seite der gesunden Extremität.
Oft ist die Sicht günstiger, wenn er sitzt und der Operationstisch leicht von ihm
weggedreht ist. Zwischen M. sartorius und M. vastus medialis wird ein ca. 10 cm
langer Hautschnitt angelegt, der vom medialen Femurcondylus bis zum Adduktorenkanal reicht (Abb. 143). Beim Durchtrennen des Subcutangewebes stößt man
auf Vv. perforantes, die der Dodd-Gruppe zugehören und in derselben Höhe die
Fascie durchstoßen. Die V. saphena magna ist meist nicht in Gefahr, da sie weiter
dorsal liegt. Freilich sollte sie unter allen Umständen geschont werden. Nach Incision der oberflächlichen Fascie wird der M. sartorius dorsal sowie der M. vastus
medialis und der Adductor magnus mit seinem sehnigen Ansatz ventral sichtbar

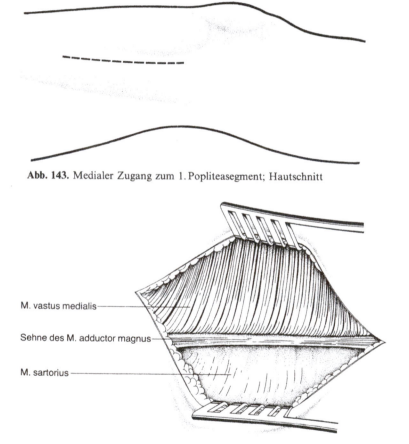

Abb. 143. Medialer Zugang zum 1. Popliteasegment; Hautschnitt

M. vastus medialis

Sehne des M. adductor magnus

M. sartorius

Abb. 144. Nach Durchtrennen der oberflächlichen Fascie werden der M. sartorius dorsal sowie ventral
der M. vastus medialis und der M. adductor magnus mit seinem sehnigen Ansatz sichtbar

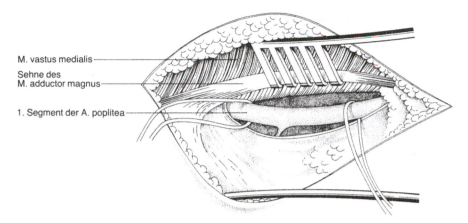

M. vastus medialis

Sehne des
M. adductor magnus

1. Segment der A. poplitea

Abb. 145. Das 1. Segment der A. poplitea ist aus dem Fett der Fossa poplitea herauspräpariert und angeschlungen

(Abb. 144). Zwischen die ventral und dorsal gelegenen Muskelgruppen wird ein Spreizer gesetzt und die Arterie im Fett der Fossa poplitea unmittelbar hinter dem Oberschenkelknochen unter dem sehnigen Ansatz des M. adductor magnus aufgesucht (Abb. 145). Die Arterie ist in dieser Höhe von einem Venengeflecht umgeben, die eigentliche V. poplitea liegt hinter der Arterie. Nach Freipräparation und Umfahrung der Arterie kann diese relativ leicht an die Oberfläche hervorgebracht werden, so daß eine exakte Anastomosierung relativ leicht ist.

Wenn die Arterie weiter nach cranial freipräpariert werden soll, muß der Adduktorenkanal eröffnet werden. Das geschieht relativ leicht, wenn die Sehne des M. adductus magnus sowie die in der Linia aspera ansetzenden Muskelfasern des o. g. Muskels scharf durchtrennt werden. Damit liegen die distale A. femoralis und die proximale A. poplitea in ganzer Länge frei.

19.1.2 Zum 3. Poplitéasegment und der Trifurkation

Wieder steht der Operateur auf der gesunden Seite. Sitzende Position mit kontralateraler Rotation des Operationstisches ist vorteilhaft. Das Knie ist leicht gebeugt, eine das Knie unterstützende Rolle eher nachteilig. Die Hautincision verläuft entlang der Sehne des M. semitendinosus zwischen der Wadenmuskulatur und der Tibiakante nach vorn, wobei die V. saphena magna geschont und, falls sie nicht gebraucht wird, nach dorsal abgedrängt werden sollte (Abb. 146). Dann wird 1 cm von der Tibiakante entfernt die tiefe Fascie incidiert (Abb. 147) und der mediale Gastrocnemius nach hinten mit einem selbsthaltenden Spreizer weggehalten. Cranial ist es manchmal nötig, die ersten beiden Ansätze der Pes anserinus Muskulatur, nämlich die Sehne des M. semitendinosus und des M. gracilis scharf zu durchtrennen. Oft lassen sie sich aber auch anschlingen und hochheben, so daß die Fascie darunter incidiert werden kann. Zwischen M. popliteus vorne und medialem Kopf des M. gastrocnemius hinten wird nun das Gefäß-Nerven-Bündel sichtbar

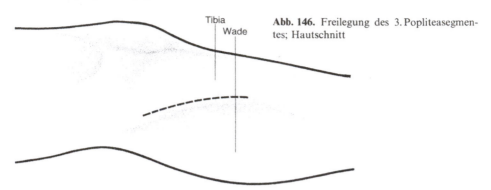

Abb. 146. Freilegung des 3. Popliteasegmentes; Hautschnitt

(Abb. 148). Um die A. poplitea schnell zu finden, ergreift man mit der Pinzette das adventitielle Bindegewebe der V. poplitea und drückt diese nach dorsal. Auf diese Weise wird direkt unterhalb der Tibiakante die Arterie sichtbar, die meist von einer zweiten Vene eingerahmt ist. Da man keine Seitenäste fürchten muß, wird man die Präparation scharf, direkt an der Arterie fortführen, wobei man distal mühelos bis zum Abgang der A. tibialis anterior präparieren kann. Nach Umschlingen der Arterie läßt sich diese leicht hervorluxieren und verliert damit ihre anfangs erschreckend tiefe Lage (Abb. 149).

Der hier beschriebene Zugang zum 3. Popliteasegment ist von McCaughan [108] und Morris [113] sowie von Szilagyi [154] angegeben worden und zählt seit Jahren zum gefäßchirurgischen Standard.

Die Incision zum 3. Popliteasegment ist sowohl nach caudal wie nach cranial leicht zu erweitern, um proximale oder distale Arterienabschnitte freizulegen. Erweitert man den Zugang nach caudal, muß nur der M. soleus von seinem Ansatz an der Dorsalfläche der Tibia freipräpariert und nach medial weggehalten werden. Der Truncus tibio-fibularis sowie die Aufteilung in A. peronea und A. tibialis posterior werden erst dann sichtbar, wenn die Venengeflechte abpräpariert werden. Dies geschieht in der Weise, daß beide Vv. tibiales anteriores an ihrer Mündung durchtrennt werden. Beide Venenstümpfe sollten unbedingt umstochen werden,

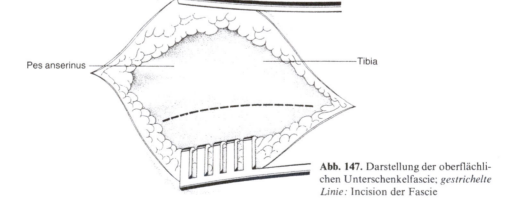

Abb. 147. Darstellung der oberflächlichen Unterschenkelfascie; *gestrichelte Linie:* Incision der Fascie

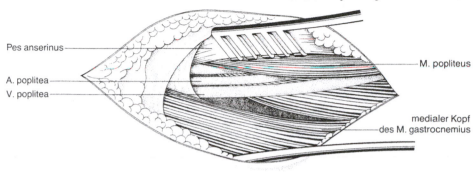

Abb. 148. Zwischen M. popliteus vorn und medialem Kopf des M. gastrocnemius hinten wird das Gefäß-Nerven-Bündel sichtbar

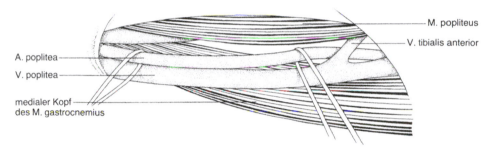

Abb. 149. Das 3. Segment der A. poplitea ist mobilisiert und läßt sich leicht zur Oberfläche der Incision hervorluxieren

um venösen Blutungen vorzubeugen. Sind die Vv. tibiales anteriores durchtrennt, liegt der Truncus tibio-fibularis sowie die Aufteilung in die beiden Endarterien frei. Freilich sind durch radikaleres Absetzen des M. soleus von der Tibia auch die Unterschenkelarterien in ihrer gesamten Länge darzustellen. Diese Art der ausgedehnten Freilegung ist in jüngster Zeit besonders von REDTENBACHER u. KAROBATH [126, 127] propagiert worden, wobei man sich aber der Maxime erinnern sollte: so klein wie möglich, aber so groß wie nötig [168].

19.1.3 Zu allen Popliteasegmenten [59, 76]

Da das operative Trauma bei der Freilegung des 2. Popliteasegmentes am größten ist, sollte dieser Weg nur dann beschritten werden, wenn mit den beiden anderen Zugängen keine ausreichende Exposition zu erhalten ist oder wenn der Prozeß in der Arterie die gesamte Freilegung rechtfertigt. Bei Popliteaaneurysmata dürfte dieser Umstand vorliegen. Abdeckung, Lagerung des Patienten und Stellung des Operateurs sind die gleichen wie unter Kap. 19.1.2 beschrieben. Praktisch gesehen wird das 2. Popliteasegment also in der Mehrzahl der Fälle erst dann exponiert, wenn 1. und 3. Popliteasegment schon dargestellt sind. Demnach besteht die Haut-

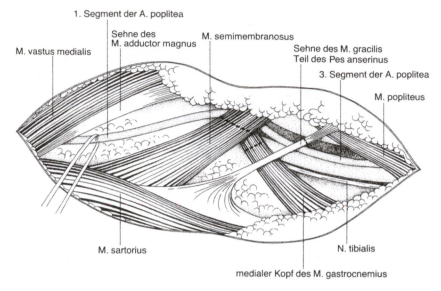

Abb. 150. Um das 2. Popliteasegment darzustellen, müssen folgende Muskel- bzw. Sehnengruppen durchtrennt werden *(gestrichelte Linie)*: die Pes anserinus-Gruppe, der M. semimembranosus und der mediale Kopf des M. gastrocnemius

incision meist nur in einer Verbindung beider vorher bestehenden Incisionen. Dadurch kommt ein S-förmiger Hautschnitt zustande. Nach Durchtrennen des Subcutangewebes unter sorgfältiger Schonung der V. saphena magna werden zunächst die Sehnen der am Pes anserinus ansetzenden Muskeln, M. semitendinosus, M. sartorius und M. gracilis, durchtrennt (Abb. 150). Weiter tiefer stößt man auf die ins tibiale Kollateralband einströmende Sehne des M. semimembranosus, die ebenfalls durchtrennt wird. Am Ansatz des M. semimembranosus befindet sich meist ein Schleimbeutel, der fest mit der Sehne verwachsen ist. Ihre Durchtrennung erfolgt 1–2 cm abseits des Ansatzes problemlos, ohne Eröffnung des Kniegelenks. Die Übersicht wird dadurch verbessert, daß das Knie stärker gebeugt und so o. g. Sehnen entspannt werden. Schließlich muß der mediale Gastrocnemiuskopf 1 cm von seinem Ansatz durchtrennt werden. Auch hier kann ein mit dem Kniegelenk kommunizierender Schleimbeutel liegen, den man nicht eröffnet, wenn ein genügender Sicherheitsabstand bei der Durchtrennung des medialen Gastrocnemiuskopfes eingehalten wird (Abb. 150). Vorteilhaft wirkt sich dabei aus, wenn die einzelnen Muskeln mit Fäden verschiedener Farbe markiert werden, um so nachfolgende Wiederherstellung zu erleichtern. Ist der mediale Gastrocnemiuskopf durchtrennt, wird er nach dorsal geschlagen und die gesamte A. poplitea kann mit ihren Ästen aus dem Fett freipräpariert werden (Abb. 151). Die einzelnen Seitenäste der Kniegelenkschlagader sollten unbedingt geschont werden, da sie wichtige Kollateralwege darstellen. Die V. poplitea, die proximal lateral der Arterie liegt, kreuzt distal nach dorsal. Oft ist sie gedoppelt. Der N. tibialis posterior liegt noch mehr dorsal und wird bei der Exposition der A. poplitea meist nicht gefährdet.

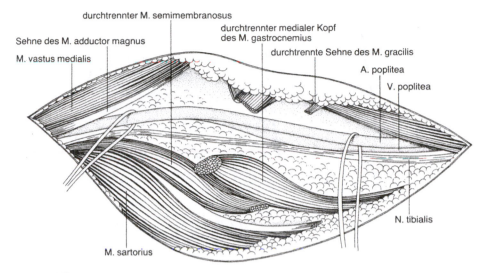

durchtrennter M. semimembranosus

durchtrennter medialer Kopf
des M. gastrocnemius

Sehne des M. adductor magnus

M. vastus medialis

durchtrennte Sehne des M. gracilis

A. poplitea

V. poplitea

N. tibialis

M. sartorius

Abb. 151. Alle 3 Poplitaesegmente sind von medial her freigelegt

Ob die durchtrennten Muskeln am Schluß des Eingriffes wieder zu rekonstruieren sind, wird in der Literatur unterschiedlich behandelt. Wir reanastomosieren auf jeden Fall den M. gastrocnemius und die Sehne des M. semimembranosus. Postoperativ lagern wir das Bein mit leicht gebeugtem Knie, um die Naht nicht unter zu große Spannung zu bekommen. Von einer Ruhigstellung im Gipsverband haben wir in allen Fällen abgesehen.

19.2 Dorsaler Zugang

Vom hinteren Zugang aus sind alle 3 Segmente der A. poplitea zugänglich. Da die Arterie bei diesem Weg aber sehr tief liegt und der Patient auf dem Bauch liegen muß, wodurch kombinierte femoro-popliteale Rekonstruktionen schwierig werden, ist dieser Zugang heute erst in zweiter Linie zu empfehlen, obwohl er historisch gesehen der wichtigere war [131].

19.2.1 Zum 1. Poplitaesegment

Der Patient wird auf dem Bauch gelagert. Das zu operierende Bein wird im Knie dadurch leicht gebeugt, daß ein Kissen unter das Sprunggelenk gelegt wird. Der Operateur steht lateral des zu operierenden Beines, die Assistenz ihm gegenüber. Die Hautincision erfolgt von der Mitte der Kniegelenksfalte zur Spitze der oberen Kniegelenksraute hin (Abb. 152). Nach Durchtrennen der Fascie stößt man je nach Teilungshöhe des N. ischiadicus lateral in der Mehrzahl der Fälle auf den

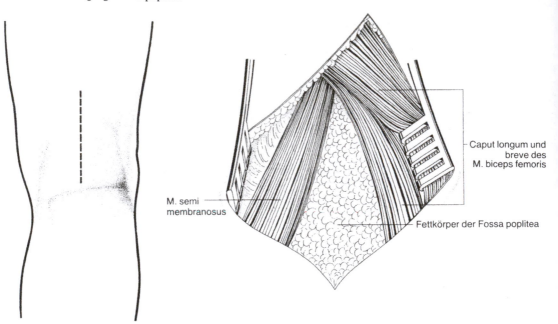

Abb. 152. Darstellung des 1. Popliteasegmentes von dorsal aus; Hautschnitt

Abb. 153. Nach Einsetzen eines Spreizers wird der popliteale Fettkörper sichtbar

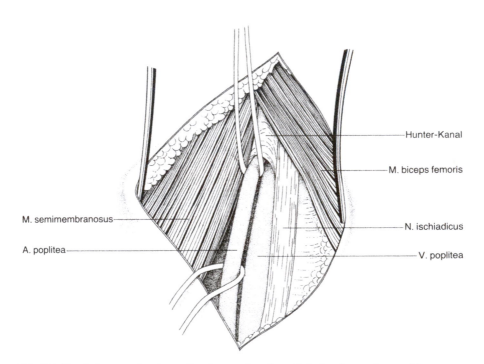

Abb. 154. Das 1. Segment der A. poplitea ist von dorsal aus freipräpariert und angeschlungen

N. peroneus communis, der entlang der Bicepssehne aus der Tiefe emporsteigt. Der Nerv wird angeschlungen und nach lateral weggehalten. Zwischen M. semimembranosus, der nach medial, und M. biceps femoris, der mittels Spreizer nach lateral weggedrängt wird, gelangt man in den poplitealen Fettkörper (Abb. 153), in dem das Gefäß-Nerven-Bündel aufgefunden wird. Am oberflächlichsten und am meisten lateral läuft der N. tibialis, bzw. je nach Aufteilungshöhe der N. ischiadicus (Abb. 154). Die V. poplitea liegt wieder oberflächlicher als die Arterie, die tief auf dem Oberschenkelknochen zu finden ist. Die Arterie ist hier von mehreren kleinen Venengeflechten umgeben, die beim Umfahren der Arterie beachtet werden müssen. Nach cranial kann die A. poplitea nur bis zum Adduktorenkanal hin freipräpariert werden, ein Nachteil, der diesem Zugangsweg anhaftet.

Durch Seitenlagerung des Patienten kann der mediale Zugang zu den Femoralgefäßen in der Leiste mit dem posterioren Zugang zu den Poplitealgefäßen in der Technik von ROB [131] miteinander kombiniert werden. Dazu liegt der Patient streng seitlich (Abb. 155a, b) auf dem nicht zu operierenden Bein, das aus Stabilitätsgründen leicht gebeugt ist. Das erkrankte Bein liegt leicht abduziert, um die Leiste zu exponieren, auf einem am Operationstisch befestigten Bänkchen. Je nach Incision steht der Chirurg einmal ventral, um die Leiste freizupräparieren, oder dorsal, um in oben angegebener Weise die A. poplitea zu exponieren (Abb. 155a, b). Vorteilhaft wirkt sich aus, daß 2 Chirurgen-Teams synchron arbeiten können, ohne sich zu stören.

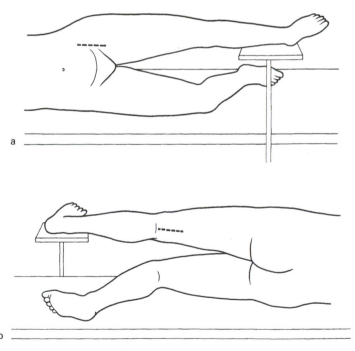

Abb. 155a, b. Lagerung des Patienten zum femoropoplitealen Venenbypass in der Technik von ROB [131]. **a** Vorderansicht; Hautschnitt, **b** Rückansicht; Hautschnitt

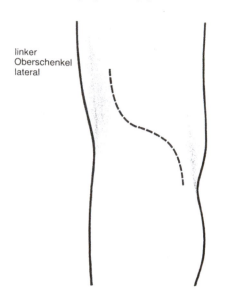

Abb. 156. Hinterer Zugang zur A. poplitea; S-förmiger Hautschnitt

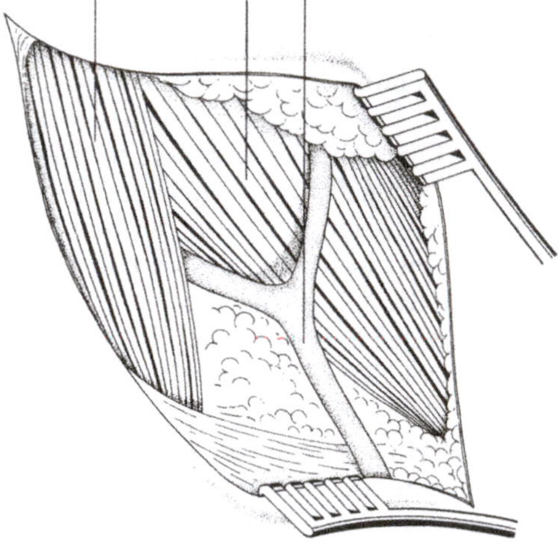

Abb. 157. Oberflächliche Venen werden ligiert

19.2.2 Zum 2. und 3. Popliteasegment von hinten

Der Patient liegt auf dem Bauch. Das Sprunggelenk wird unterstützt, so daß das Kniegelenk leicht gebeugt ist. Operateur und Assistenz sitzen am besten. Um unangenehme Narbenkontrakturen zu vermeiden, wird die Haut S-förmig incidiert (Abb. 156). Dabei legen wir das S immer so, daß wir über dem Oberschenkel an der Außenseite beginnen, dann in der Kniegelenksfalte nach medial schneiden, um die Incision an der Innenseite des Unterschenkels enden zu lassen. Auf diese Weise kommen wir am wenigsten mit dem N. peroneus in Berührung. Nach Incision der Fascie muß der lateral laufende N. peroneus communis sowie die in der Mitte liegende V. saphena parva, die vom N. cutaneus suralis medialis begleitet wird, geschont werden. Letztgenannte Vene und Nerv werden nach medial gehalten, evtl. werden die V. saphena parva sowie oberflächliche Venen ligiert (Abb. 157). Der Raum zwischen den beiden Gastrocnemiusköpfen wird stumpf dargestellt und beide Muskelköpfe werden durch einen Spreizer auseinander gehalten (Abb. 158). Am unteren Pol vereinigen sich oft die Muskeln beider Ansätze, so daß es in der Mittellinie manchmal nötig ist, querverlaufende Muskelfasern scharf zu durchtrennen. Eventuell müssen Muskelvenen, die in den M. gastrocnemius ziehen, ebenfalls ligiert werden. In der Tiefe erkennt man das Gefäß-Nerven-Bündel, die Sehne des M. plantaris sowie den Ansatz des M. soleus. Der N. tibialis liegt lateral am oberflächlichsten, dann stößt man auf die V. poplitea. Die Arterie liegt im Fettkörper der Kniekehle am tiefsten (Abb. 159 u. 160). Meist ist die A. poplitea von einer 2. V. poplitea umgeben. Die von den Arterien abgehenden Gefäße sollten weitgehend geschont werden, da sie wichtige Kollateralwege darstellen können. Im unte-

Abb. 158. Darstellung des
N. ischiadicus und dessen Aufteilung

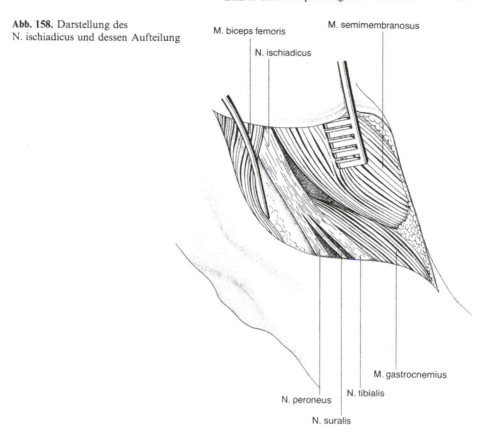

Abb. 159. Das 2. Popliteasegment ist
angeschlungen

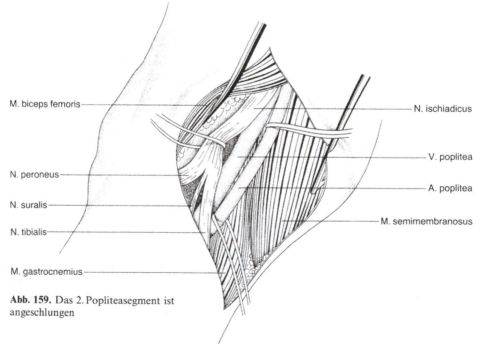

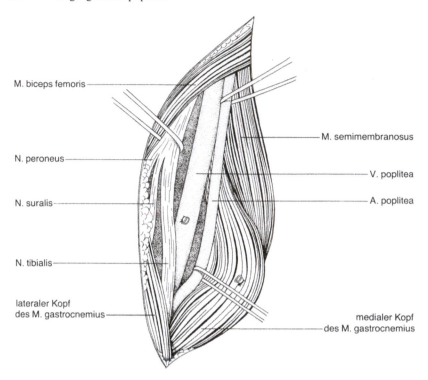

M. biceps femoris

N. peroneus

N. suralis

N. tibialis

lateraler Kopf
des M. gastrocnemius

M. semimembranosus

V. poplitea

A. poplitea

medialer Kopf
des M. gastrocnemius

Abb. 160. Durch Auseinandertrennen der beiden Gastrocnemiusköpfe wird die gesamte A. poplitea von dorsal aus dargestellt

ren Wundwinkel liegt der Soleusbogen, der zwar noch scharf eingeschnitten werden kann, dessen weiterer Zugang jedoch durch den Abgang der A. tibialis anterior, die über die Membrana interossea nach vorne aus dem Operationsfeld hinwegzieht, blockiert wird. Durch Kombination der beiden posterioren Zugangswege ist die A. poplitea von dorsal her in ihrer gesamten Länge auch darstellbar.

19.3 Lateraler Zugang zum 3. Popliteasegment und der Trifurkation [33]

Das Knie des Patienten wird leicht gebeugt und nach innen rotiert (Abb. 161). Der Operateur sitzt lateral, die Assistenz ihm gegenüber. Die Hautincision beginnt 2 QF über dem Fibulaköpfchen hinter der Bicepssehne und wird 8 cm nach caudal entlang der Längsachse der Fibula geführt. Die Fascie zwischen M. peroneus longus ventral und M. soleus dorsal wird gespalten. In der oberen Ecke der Incision wird der N. peroneus sichtbar, der angeschlungen und vorsichtig nach oben und medial gehalten wird (Abb. 162). Der Schaft der Fibula wird freipräpariert, das Periost incidiert und die Fibula subperiostal umfahren. Mit der Gigli-Säge werden ca.

Abb. 161. Lateraler Zugang zum
3. Poplieasegment; Hautschnitt

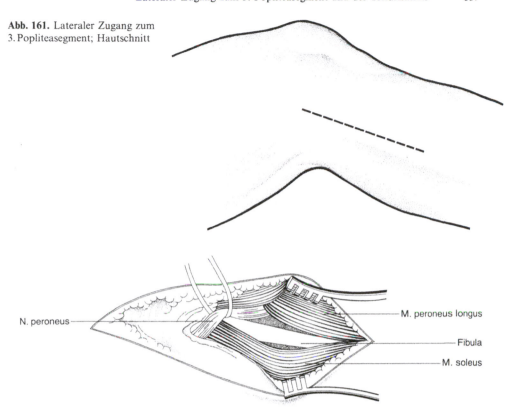

N. peroneus

M. peroneus longus

Fibula

M. soleus

Abb. 162. Nach Durchtrennen der Fascie wird in der oberen Ecke der Incision der N. peroneus sichtbar

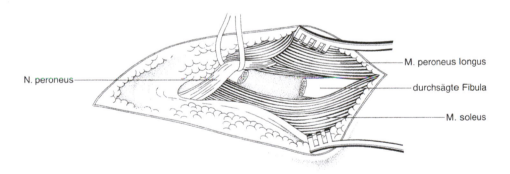

N. peroneus

M. peroneus longus

durchsägte Fibula

M. soleus

Abb. 163. Ein Teil der proximalen Fibula ist reseziert

5–6 cm der Fibula reseziert, wobei man möglichst nahe des Fibulaköpfchens beginnen sollte, ohne den N. peroneus zu gefährden (Abb. 163). Nach Incision des dorsalen Periostes stößt man auf die distale A. poplitea mit der nach vorne führenden A. tibialis anterior. Nach Ligatur einiger quer verlaufender Venenbrücken wird der Truncus tibiofibularis sowie die Aufteilung der A. tibialis posterior und der A. pe-

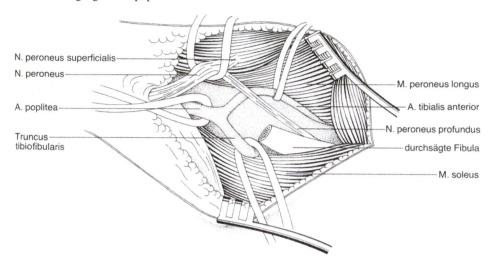

N. peroneus superficialis

N. peroneus

A. poplitea

Truncus
tibiofibularis

M. peroneus longus

A. tibialis anterior

N. peroneus profundus

durchsägte Fibula

M. soleus

Abb. 164. Das 3. Segment der A. poplitea, die A. tibialis anterior sowie der Truncus tibiofibularis sind von lateral aus freipräpariert und angeschlungen

ronea sichtbar. Damit liegen die Anfangsstrecken sämtlicher Unterschenkelarterien gut dar (Abb. 164). Der Zugang ist besonders in den Situationen zu benutzen, in denen die A. tibialis anterior als einzige Unterschenkelarterie angiographisch offen ist. Die Vene wird wie gewöhnlich zwischen den beiden Köpfen des M. gastrocnemius durchgezogen und dann entlang der distalen A. poplitea zur A. tibialis anterior geführt. Eine Rekonstruktion der Fibula erübrigt sich. Der Periostschlauch sollte verschlossen werden.

20 Zugang zu den Unterschenkelarterien

Normalerweise existieren 3 Unterschenkelarterien:

Die A. tibialis anterior im vorderen Compartment, die A. tibialis posterior und die A. peronea in der hinteren Muskelloge (Abb. 165) [159].

20.1 Zur A. tibialis anterior

Die A. tibialis anterior entspringt aus der A. poplitea in Höhe des unteren Randes des M. popliteus. Indem sie nach vorne und lateral zieht, durchsetzt sie die Membrana interossea, auf der sie bis zur Malleolarregion reicht. Begleitet wird sie von zwei Venen und dem N. peroneus profundus.

Die Anfangsstrecke der A. tibialis anterior wird am besten durch einen lateral-transfibularen Weg dargestellt, wie auf S. 116 ausgeführt.

Um die Arterie im vorderen Compartment freizupräparieren, ist es vorteilhaft, von einer Leitlinie auszugehen, die durch die Mitte der Strecke Fibulaköpfchen–Tuberositas tibiae proximal und die Mitte der beiden Malleolen distal gegeben ist (Abb. 166a). Zur Darstellung der A. tibialis anterior liegt der Patient auf dem Rücken, das Knie sollte leicht gebeugt sein und die Fußspitze nach innen zeigen. Der Operateur steht lateral. Die Hautincision beträgt ca. 8 cm (Abb. 166b). Das

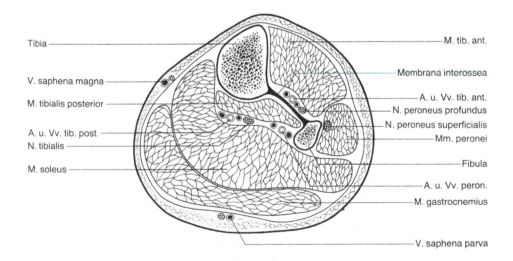

Abb. 165. Querschnitt durch das obere Drittel des Unterschenkels distal der Aufzweigung der A. poplitea in ihre drei Endäste

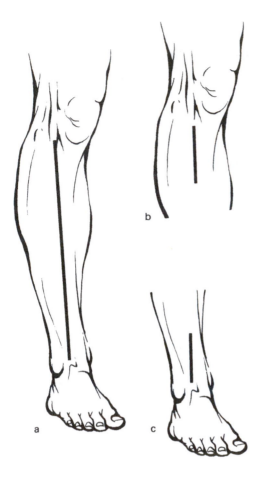

Abb. 166 a–c. Zugang zur A. tibialis anterior. **a** Leitlinie zum Auffinden der A. tibialis anterior, **b** Hautschnitt für den proximalen Teil der A. tibialis anterior, **c** Hautschnitt für den distalen Teil der A. tibialis anterior

Subcutangewebe und die Fascie werden in gleicher Ausdehnung durchtrennt. Zwischen M. tibialis anterior medial und M. extensor digitorum longus lateral wird in die Tiefe auf die Membrana interossea zu präpariert (Abb. 167). Da im proximalen Teil des Unterschenkels die Trennlinie zwischen den beiden Muskeln schwieriger zu finden ist, sollte der Fuß im Sprungelenk bewegt werden. Bei der Pronation erschlafft der M. extensor digitorum longus, während der M. tibialis anterior angespannt wird. Eine andere Möglichkeit, den Einstieg zwischen den beiden Muskeln zu finden, besteht darin, die Präparation weiter nach distal zu führen. Hier ist das Aufsuchen der A. tibialis anterior oft leichter, da die Muskelgruppen besser zu differenzieren sind. Bei der Suche nach dem Gefäß-Nerven-Bündel muß der N. peroneus profundus, der lateral der Arterie verläuft, geschont werden (Abb. 168).

Soll die Arterie weiter distal dargestellt werden, wird die Hautincision entlang der Leitlinie weiter peripher ausgeführt. Nach Incision der Fascie orientiert man sich an der medial liegenden Sehne des M. tibialis anterior (Abb. 169). Lateral läuft wieder die Sehne des M. extensor digitorum longus, auf der Arterie liegt, weiter distal der M. extensor hallucis longus (Abb. 169), der ebenfalls nach lateral gehalten werden muß, damit die Arterie sichtbar wird (Abb. 170). In dieser Höhe liegt der N. peroneus profundus meist medial der Arterie.

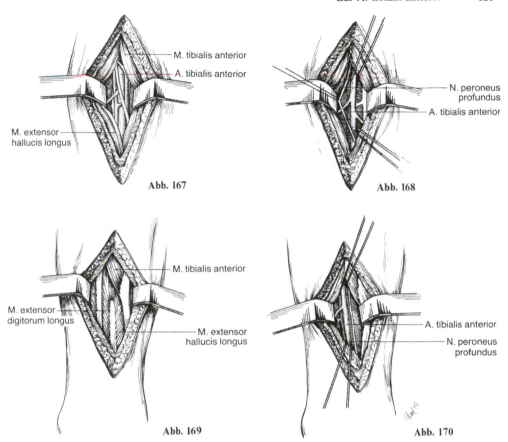

Abb. 167

Abb. 168

Abb. 169

Abb. 170

Abb. 167. Darstellung der A. tibialis anterior im proximalen Teil des Unterschenkels

Abb. 168. Die A. tibialis anterior ist im proximalen Unterschenkel freipräpariert und angeschlungen. Beachte die Lage des N. peroneus profundus

Abb. 169. Darstellung der A. tibialis anterior im distalen Teil des Unterschenkels

Abb. 170. Die A. tibialis anterior ist im distalen Teil des Unterschenkels freipräpariert und angeschlungen. Beachte die Lage des N. peroneus profundus

Beim Tibialis-anterior-Bypass ist die Führung des Transplantates oft problematisch. 3 Wege sind beschritten worden:

1. Führung des Transplantates subcutan lateral des Kniegelenkes,
2. Führung des Transplantates entlang des natürlichen Verlaufes der A. tibialis anterior mit Incision des cranialen Anteiles der Membrana interossea [9] und
3. Führung des Transplantates auf der hinteren Seite des Unterschenkels mit Fensterung der Membrana interossea, um das Transplantat ins vordere Compartment überführen zu können (Abb. 171).

Speziell das zuletzt genannte Verfahren ist von TIEFENBRUN [159] erarbeitet worden und soll hier ausführlicher dargestellt werden. Voraussetzung dafür ist,

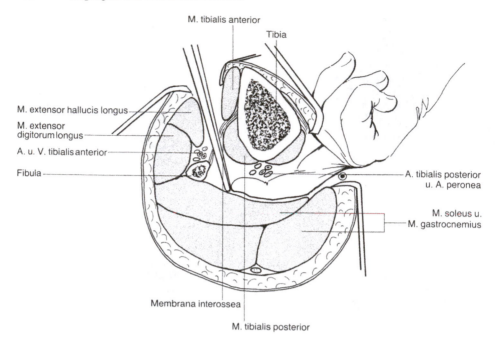

Abb. 171. Fensterung der Membrana interossea, um das Venentransplantat ins vordere Compartment von medial nach lateral zu bringen

daß das 3. Popliteasegment von medial her freigelegt wurde. Außerdem muß der M. soleus im Sinne von REDTENBACHER [126, 127] so von der Tibia entfernt worden sein, daß die A. tibialis posterior und die A. peronea identifiziert werden können.

Durch Einführen des Zeigefingers von medial in die Schicht zwischen M. soleus und den tiefen Flexoren läßt sich proximal im Unterschenkelbereich sowohl der Gefäß-Nerven-Strang der A. tibialis posterior als auch der der A. peronea nach medial ziehen, so daß eine von lateral eingeführte gebogene Klemme relativ leicht durch die incidierte Membrana interossea nach medial gebracht werden kann (Abb. 171). Da die A. peronea weiter distal im Unterschenkel immer weiter nach lateral zieht, kann dort nur die A. tibialis posterior mit dem Zeigefinger geschützt werden. Die Klemme sollte dort möglichst nah der Tibia geführt werden. Eine Alternativmethode besteht darin, daß das Transplantat schon im proximalen Unterschenkelbereich, also dort, wo der Schutz der A. peronea leichter ist, ins vordere Muskelcompartment geführt wird und dann in ihm weiter nach distal verläuft.

20.2 Zur A. tibialis posterior

Der Truncus tibio-fibularis teilt sich in die beiden Endäste der A. tibialis posterior und A. peronea auf, die beide auf der Hinterseite des Unterschenkels zwischen M. soleus und tiefen Flexoren eingescheidet in die tiefe Unterschenkelfascie nach

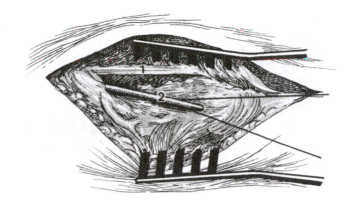

Abb. 172. Darstellung der linken A. tibialis posterior direkt über dem Malleolus medialis. *1* M. tibialis posterior, *2* A. tibialis posterior

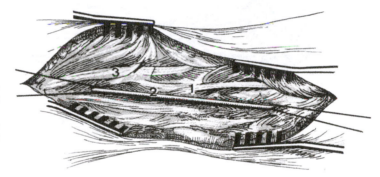

Abb. 173. Darstellung der linken A. tibialis posterior im distalen Unterschenkel. *1* M. tibialis posterior, *2* A. tibialis posterior, *3* M. flexor digitorum longus

distal ziehen. Normalerweise ist die A. tibialis posterior der stärkere Ast. Sie zieht hinter dem Retinaculum flexorum am Malleolus medialis dorsal vorbei zum Fuß. Die A. peronea versorgt die tiefen Muskeln des Unterschenkels, um sich dann in ihre Endäste, den Ramus perforans anterior und den Ramus perforans posterior, aufzuteilen. Entwicklungsgeschichtlich ist die A. peronea das ältere Blutgefäß. Bei Fehlen oder schwacher Entwicklung der Aa. tibiales kann die A. peronea das Ausbreitungsgebiet der Aa. tibiales übernehmen. So soll sie bei etwa 12% der Fälle nach LIPPERT [94] wesentlich an der Versorgung des Fußes beteiligt sein.

Zum Aufsuchen der A. tibialis posterior liegt der Patient auf dem Rücken, das Knie ist leicht gebeugt, der Unterschenkel nach außen rotiert. Fuß und Unterschenkel sind desinfiziert. Der Operateur steht medial, seine Assistenz ihm gegenüber. Am leichtesten ist die A. tibialis posterior in der Knöchelregion zwischen Achillessehne und innerem Malleolus freizulegen (Abb. 172). Nach Durchtrennung der tiefen Fascie stößt man auf das Gefäß-Nerven-Bündel, wobei der N. tibialis am weitesten dorsal liegt. Zwischen Gefäß-Nerven-Bündel und Malleolus trifft man ventral auf die Sehne des M. tibialis posterior und des M. flexor digitorum longus (Abb. 173). Der Schnitt kann je nach gewünschter Expositionshöhe beliebig weit nach cranial erweitert werden. Vv. perforantes sollten dabei unterbunden werden. Ungefähr ab Mitte Unterschenkel muß der M. soleus von der Tibiakante scharf abgelöst werden, was bis zum Soleusbogen ausgeführt werden kann

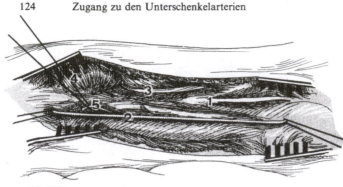

Abb. 174 und 175. Darstellung der linken A. tibialis posterior und A. peronea im mittleren Unterschenkel. *1* M. tibialis posterior, *2* A. tibialis posterior, *3* M. flexor digitorum longus, *4* Abtrennung des M. soleus, *5* A. peronea, *6* M. flexor hallucis longus

Abb. 174

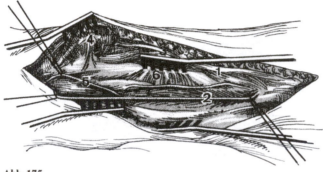

Abb. 175

(Abb. 174). Transmuskuläres Vorgehen durch den M. soleus ist ebenfalls möglich, doch hat es sich uns als günstig erwiesen, ihn von der Facies posterior der Tibia in dem Umfang abzutrennen, wie die Exposition der A. tibialis posterior nötig ist. Nach Retraktion des M. soleus liegt die A. tibialis posterior vom Anfang bis zur Malleolarregion frei. Bei der Freipräparation der Arterie sind die netzförmig angeordneten Venen, die um die Arterie angeordnet sind und leicht einreißen, zu schonen. Ebenfalls zu schonen ist der N. tibialis, der lateral zur A. tibialis posterior liegt.

Bei der Freipräparation der A. tibialis posterior stört manchmal die Hautincision, die zur Freilegung der V. saphena magna im Unterschenkelbereich ausgeführt wurde. Da die V. saphena magna nach vorn verläuft, die A. tibialis posterior aber dorsal liegt, müßte ein größeres Stück Haut unterminiert werden. Ein Kompromiß besteht darin, daß die V. saphena magna möglichst in Unterschenkelmitte freipräpariert wird. Die Hautincision zur Freilegung der A. tibialis posterior wird dann Z-förmig nach dorsal geführt. Auf das ganz distal liegende Stück der V. saphena magna muß zwar dann verzichtet werden, lästige Hautnekrosen, die durch Y-förmige Schnittführung entstehen, sind aber so zu vermeiden.

Mittels der dargelegten Präparation der A. tibialis posterior ist auch die Anfangsstrecke der A. peronea freizulegen, die proximal neben der A. tibialis posterior, weiter distal aber immer weiter lateral von ihr verläuft (Abb. 175). Da die A. peronea im distaleren Unterschenkel vom M. flexor hallucis longus bedeckt wird, ist ihre Exposition von einem medialen Zugang dann immer schwieriger.

Zwar empfehlen Evans [46] sowie Tyson u. Reichle [162] den oben beschriebenen
medialen Zugang auch zur A. peronea. Wir möchten aber entsprechend den Vor-
schlägen von Dardik [34] auf den lateralen Zugang der A. peronea hinweisen.

20.3 Zur A. peronea

Der betreffende Unterschenkel ist leicht nach innen rotiert, das Knie auf ca. 60°
gebeugt. Der Operateur steht lateral, seine Assistenz ihm gegenüber. Die Hautincision wird über der Fibula angelegt, praktisch also über der Linie Fibulaköpf-
chen-Außenknöchel. Nach Incision der Haut und der tiefen Unterschenkelfascie
wird im cranialen Wundwinkel der N. peroneus frei, der äußerst sorgfältig behandelt werden muß (Abb. 162). Der M. peroneus longus ventral und der M. soleus
dorsal werden auseinandergedrängt, wodurch die Fibula sichtbar wird. Die Fibula
wird in Ausdehnung der Hautincision subperiostal reseziert. Nach Durchtrennung
des hinteren Periostblattes kommt der M. tibialis posterior anterior ins Blickfeld.
Zwischen diesem und dem M. flexor hallucis longus dorsal liegt die A. peronea, die
sich nun von den zwei begleitenden Venen befreien läßt. Auf einen begleitenden
Nerven braucht man bei dieser Unterschenkelarterie nicht zu achten.
Der laterale Zugang bietet auch beste Exposition zur A. tibialis anterior, die
auf der Membrana interossea verläuft und relativ leicht von diesem Zugang aus angegangen werden kann.
Praktisch wird man bei der Unterschenkelrevascularisation primär immer versuchen, vom medialen Zugang aus die A. tibialis posterior und die Anfangsstrecke
der A. peronea als Anschlußgefäß freizulegen, wie das von Tysen u. Reichle [162]
vorgeschlagen wurde. Stößt man bei diesem Manöver aber auf kein aufnehmendes
Gefäß, ist es manchmal vorteilhaft, einen lateralen Zugang zu wählen, der dann eine optimale Exposition der A. peronea wie der A. tibialis anterior gewährleistet.

21 Zugang zu den oberflächlichen Extremitätenvenen

21.1 Zur V. saphena magna

Die V. saphena magna ist die Sammelvene für alle medialen Fußvenen. Sie steigt epifascial vor dem Innenknöchel – dort meist gut sicht- und tastbar – an der Innenseite des Unterschenkels etwa 1 QF dorsal der Tibiakante auf. Im cranialen Teil des Unterschenkels liegt sie in der am Lebenden gut tastbaren Rinne zwischen Waden- und Pes anserinus-Muskulatur und gelangt so an den hinteren Rand des M. sartorius, mit dem sie dorsal den Epicondylus medialis des Kniegelenkes umgeht. Im Oberschenkelbereich verläuft die V. saphena magna zwischen Adduktoren- und Streckmuskulatur, um sich dann durch die Fascia cribrosa in die Tiefe zu krümmen und in die V. femoralis zu münden. Der Mündungsabschnitt wird als Crosse bezeichnet (Crosse = Hirten- bzw. Bischofsstab). In 73% der Fälle ist die V. saphena magna im Oberschenkelbereich einläufig, in 27% doppelläufig [107a]. Die Zahl und Anordnung der Nebenäste der V. saphena magna ist stark variabel. Im Unterschenkelbereich ist der Ramus anterior und posterior der wohl häufigste Zufluß. Dabei ist der Ramus posterior der funktionell wichtigere, da er in der Regel über 3 Perforansvenen (Cockett-Venen) mit dem tiefen System in Verbindung steht. Danach nimmt die V. saphena magna im Unterschenkelbereich noch Zuflüsse von der V. saphena parva auf, die von distal nach proximal schräg auf den Magnastamm zulaufen. Im Oberschenkelbereich münden zwischen der Mitte des Oberschenkels und dem Hiatus saphenus die Vv. saphenae accessoriae medialis et lateralis. Nach CRUVEILLIER [31a] mündet die V. saphena accessoria medialis et lateralis in der Mehrzahl der Fälle 2–3 cm unterhalb des Hiatus saphenus in den Hauptstamm. Somit gehören diese beiden Venen mit zum Venenstern, zu dem noch folgende Venen gerechnet werden: V. circumflexa ilium superficialis, V. epigastrica superficialis und V. pudenda externa. Die letztgenannten 3 Stämme spielen eine besondere Rolle als Kollateralwege bei Verlegung der venösen Beckenetage. Vor allem die V. pudenda externa stellt durch Direktverbindung mit der kontralateralen Seite einen sofort verfügbaren Umgehungskreislauf dar.

Die Gefäßvariabilität im Mündungsgebiet der V. saphena magna ist groß [70a]. Unter 5055 Stripping-Operationen fand NABATOFF [113a] 2mal eine isoliert in die V. femoralis mündende V. saphena magna. Die V. pudenda externa, die V. epigastrica superficialis und die V. circumflexa ilium superficialis mündeten ebenfalls getrennt mittels eigenem Stamm ca. 2–3 cm cranial der Saphenamündung in die V. femoralis communis ein. Topographische Ausnahmen bestehen auch zwischen der V. femoralis communis, der A. femoralis communis, der A. femoralis profunda und der V. saphena magna, die bei jeder Crossektomie ein genaues und sorgfältiges chirurgisches Vorgehen erforderlich machen [89a, 113a].

Die V. saphena magna ist die längste Vene des Körpers. Im Durchschnitt ist sie 80 cm lang [123a]. Der Durchmesser der Vene beträgt in Höhe des Innenknöchels 4–5 mm, im Mündungsbereich 6–7 mm. Die V. saphena magna ist heutzutage der wichtigste autologe Gefäßersatz. Deshalb sollte man sich immer vor Augen halten, daß die Vene noch gebraucht werden kann, und sie sollte, wenn möglich, immer geschont werden.

21.1.1 Zum Mündungsabschnitt der V. saphena magna

Nach sorgfältigem Abwaschen und Abdecken der Leistengegend wird 1 QF medial sowie 1–2 QF caudal des meist gut tastbaren Leistenpulses eine nach unten schräge Hautincision parallel zum Leistenband ausgeführt. Bei Orientierung am Tuberculum pubicum soll 3 cm lateral bzw. 3 cm distal eingeschnitten werden, um die Einmündung der V. saphena magna in die V. femoralis darzustellen. Eine Hautincision in der Beugefalte der Leiste wird nicht empfohlen, da man dann meist cranial der Saphenaeinmündung auf die V. femoralis stößt und somit Verwechslungsmöglichkeiten bestehen, obwohl konzidiert werden muß, daß diese Art von Schnittführung die kosmetisch besseren Resultate bringt. Die Größe der Hautincision soll so gewählt werden, daß alle Gefäße einschließlich der V. femoralis eindeutig identifiziert werden können. In Zweifelsfällen kann der Hautschnitt bis zu einer Länge von 10 cm ausgeführt werden, wie von HAEGER [60a] und FISCHER [49a] empfohlen wurde. Nach Durchtrennung der Haut werden scharfe Haken eingesetzt. Diese werden so angehoben, daß sich das zu durchtrennende Fettgewebe spannt. Epifascial stößt man auf die V. saphena magna, die nun bis zur Einmündung in die V. femoralis verfolgt wird. Die Venen des Venensternes werden doppelt ligiert. Oft ist es dazu vorteilhaft, einen Roux-Haken im oberen Wundwinkel einzusetzen.

Findet man die V. saphena magna nicht, bieten sich 2 Möglichkeiten an: entweder man verfolgt die erste beste kleinere Vene und stößt so auf den Hauptstamm oder man orientiert sich an der Muskulatur. Die V. saphena magna verläuft ja in der Rinne zwischen Adduktoren und Streckmuskulatur.

Mit dem suprainguinalen Zugang zur Crossektomie – angegeben von BRUNNER [22a] – haben wir keine Erfahrung, ebensowenig mit den von JUNOT [78a] beschriebenen Modifikationen.

21.1.2 Darstellung am Innenknöchel

Fuß und Unterschenkel werden sorgfältigst abgewaschen. Über den Fuß wird ein steriler Handschuh gestülpt. Oberhalb des Innenknöchels tastet man in den meisten Fällen die V. saphena magna, über der die Haut quer incidiert wird. Nach Durchtrennen des Subcutangewebes wird der Stamm der Vene unterfahren und angeschlungen.

21.2 Zur V. saphena parva

Epifasciale Sammelvene für alle lateralen Fußvenen ist die V. saphena parva, die dorsal vom äußeren Knöchel den Unterschenkel erreicht. Sie zieht von hier auf der

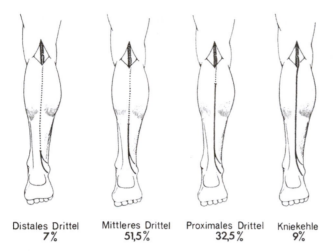

Distales Drittel	Mittleres Drittel	Proximales Drittel	Kniekehle
7%	51,5%	32,5%	9%

dorsolateralen Seite der Wade begleitet vom N. suralis zur Mittellinie der Wade hin, um in wechselnder Höhe die Fascie zu durchdringen. Nach MOOSMANN u. HARTWELL [112a] geschieht dies in ca. 52% der Fälle im mittleren Drittel des Unterschenkels (Abb. 176). Zwischen den Gastrocnemiusköpfen mündet die V. saphena parva in die V. poplitea, wobei sich nach MAY u. NISSEL [107b] die Mündung in 78,7% der Fälle zwischen 3–5 cm oberhalb des Kniegelenkspaltes, in nur 1,5% unterhalb des Kniegelenkspaltes und in 13,9% 5–14 cm oberhalb des Kniegelenkspaltes befindet. Die V. saphena parva mündet nicht geradlinig von dorsal, sondern in einer leichten S-Schleife von der laterodorsalen Seite her. Dabei hängt der Grad der Schlingenbildung von der Lage des N. tibialis ab. Speziell wenn der N. tibialis tief in der Nähe der V. poplitea liegt, verläuft die Vene in der o. g. Weise.

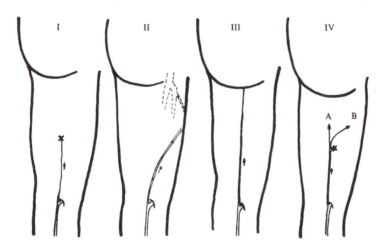

Abb. 177. Darstellung der 4 wichtigsten Typen einer persistierenden V. femoropoplitea (s. Text). (Nach SCHOBINGER [139a]

Eine gewisse Kuriosität stellt die V. femoropoplitea dar, die in vielen Anatomiebüchern fehlt. Dennoch kommt dieser Vene eine gewisse klinische Bedeutung zu. Nach SCHOBINGER [139 a] gibt es 4 Haupttypen (Abb. 177):

Typ I   Die Vene reicht nur bis zur Mitte des Oberschenkels und dringt als V. perforans in die Tiefe.

Typ II   Die Vene reicht als Fortsetzung der V. saphena parva bis zur Leistengegend und endet meistens in der V. saphena magna (Typus Giacomini). Diese Variante wird auch Ramus posteromedialis der V. saphena magna genannt.

Typ III   Die Vene verläuft bis zur Glutealfalte.

Typ IV   Die Vene verläuft wie im Typ II (B) oder III (A), gibt aber wie im Typ I eine perforierende Verbindung in die Tiefe ab.

21.2.1 Zum Mündungsgebiet

Bei in Bauchlage liegendem Patient wird in der Beugefalte ein S-förmiger Schnitt angelegt und Subcutangewebe sowie Fascie in Richtung des Hautschnittes incidiert. Zwischen den beiden Gastrocnemiusköpfen stößt man auf die V. saphena parva, die nach proximal hin verfolgt wird. Dabei muß auf den N. tibialis geachtet werden, da die V. poplitea samt der Parvamündung dorsomedial des Nerven gelegen ist.

21.2.2 Darstellung am Außenknöchel

Dazu liegt der Patient entweder in Bauchlage oder mit gebeugten Knien in Rückenlage. Je nach Befund wird man sich zu einer der genannten Lagerungen entschließen. Bei extensiver Exposition der V. saphena parva würden wir eher zur Bauchlagerung des Patienten raten. Dorsal und proximal des Außenknöchels wird ein ca. 4 cm langer Längsschnitt ausgeführt. Nach Durchtrennen des Subcutangewebes wird das Wundgebiet mit Haken auseinandergehalten, N. suralis sowie V. saphena parva identifiziert und letztere angeschlungen.

21.3 Zur V. cephalica und V. basilica

Zu den oberflächlichen Venen der oberen Extremitäten werden die V. cephalica und die V. basilica gerechnet.

Die V. cephalica entspringt an der radialen Seite des Handrückens aus dem Rete venosum dorsale und zieht über die radiale Seite des Unterarms zur Ellenbeuge. Nach Anastomosierung mit der V. basilica verläuft die V. cephalica im Sulcus bicipitalis radialis zum Sulcus deltoidopectoralis, um hier die Fascie zu durchbohren und in die V. axillaris einzumünden.

Die V. basilica entsteht am ulnaren Rand des Handrückens, läuft im ulnaren Bereich auf der palmaren Fläche des Unterarmes zur Ellenbeuge, zieht dann im

Sulcus bicipitalis medialis proximalwärts und durchbohrt in wechselnder Höhe des Oberarms seine Fascie, um in eine der Vv. brachiales einzumünden.

Beide Venen sind reziprok entwickelt, d. h. ist die V. cephalica großkalibrig, so ist die V. basilica meist klein und umgekehrt.

Zur Darstellung einer der oben beschriebenen Venen wird eine quere Hautincision gewählt. Nach Einsetzen eines kleinen Spreizers wird stumpf oder scharf die betreffende Vene gesucht. Sollen größere Teile der Vene freigelegt werden, ist es leichter, eine Längsincision auszuführen.

Literatur

1. Adams HD (1956) Neurologic complications of aortic surgery. Am Surg 114:574
2. Akin JT, Gray SW, Skandalakis JE (1976) Vascular compression of the duodenum: Presentation of the cases and review of the literature. Surgery 79:515
3. Akin JT, Skandalakis JE, Gray SW (1974) The anatomic basis of vascular compression of the duodenum. Surg Clin North Am 54:1361
4. Allgöwer M (1978) Rundtischgespräch: Retroperitonealverletzungen. Langenbecks Arch Chir 347:199
5. Alvarez-Diaz F, Brito JM, Cordovilla G, Perez de Leon J (1973) Complete transposition of the great vessels associated with patent ductus or aortic coarctation. Ann Surg 178:800
6. Anson BJ, Daseler EH (1961) Common variations in renal anatomy blood supply, form and topography. Surg Gynecol Obstet 112:439
7. Anderson RC, Adams P, Burke B (1961) Anomalous inferior vena cava with azygos continuation (infrahepatic interruption of the inferior vena cava). J Pediatr 59:370
8. Bageant TE, Tondini D, Lysons D (1975) Bilateral hypoglossal nerve palsy following a second carotid endarterectomy. Anesthesiology 43:595
9. Baird RJ, Tutssaura H, Miyagishima R (1970) Saphenous vein bypass grafts to the arteries of the ankle and foot. Ann Surg 172:1059
10. Bankl H (1977) Congenital malformations of the heart and great vessels. Urban Schwarzenberg, Baltimore, Munich
11. Belzer FO, Salvatierra O, Palubinskas A, Stoney RJ (1975) Ex vivo renal artery reconstruction. Ann Surg 182:456
12. Berguer R, Andaya LV, Bauer RB (1976) Vertebral artery bypass. Arch Surg 111:976
13. Bernstein EF (1978) The role of operative inferior vena caval interruption in the management of venous thromboembolism. World J Surg 2:61
14. Bethea M (1977) A simplified approach to the hepatic vein injuries. Surg Gynecol Obstet 145:78
15. Bietz D, Merendino KA (1975) Abdominal aneurysm and horseshoe kidney: A review. Ann Surg 181:333
16. Blaisdell FW, Hall AD (1963) Axillary-femoral artery bypass for lower extremity ischemia. Surgery 54:563
17. Börner P: Persönliche Mitteilung
18. Borst HG, Schaudig A, Rudolf W (1964) Arterio venous fistula of the aortic arch, repair during deep hypothermia and circulatory arrest. J Thorac Cardiovasc Surg 48:443
19. Borst HG (1966) Möglichkeiten der künstlichen Kreislaufumleitung in der Chirurgie der großen Arterien. In: Heberer G, Rau G, Löhr HH (Hrsg) Aorta und große Arterien. Springer, Berlin Heidelberg New York
20. Borst HG, Lembcke ML (1969) Rückenmarkschädigung nach Operation an der thorakalen Aorta descendens. Ärztl Forschung 23:285
21. Breuer BJ, Darling RC, Frederick PL, Linton RR (1974) Major venous anomalies complicating abdominal aortic surgery. Arch Surg 108:159
22. Bricker SL, Wukasch DC (1970) Successful management of an injury to the suprarenal inferior vena cava. Surg Clin North Am 50:999
22a. Brunner U (1979) Suprainguinaler Zugang zur Krossektomie. In: Brunner U (Hrsg) Die Leiste. Huber, Bern Stuttgart Wien
23. Burri P (1973) Traumatologie der Blutgefäße. Huber, Bern Stuttgart Wien
24. Carstensen G, Müller G, Teymurion N (1975) Der rechtsseitige extraperitoneale Zugang zur Aorta abdominalis. Chirurg 46:228
25. Child CG (1954) The hepatic circulation and portal hypertension. Saunders, Philadelphia
26. Chisholm TP, Lenio PT (1972) Traumatic injuries of the portal vein. Am J Surg 124:770

27. Ciaravella JM, Ochsner JL, Mills NL (1976) Traumatic avulsion of the innominate artery: Case report and literature review. J Trauma 16:751
28. Clairmont P (1918) Über die Mobilisierung des Duodenums von links her. Zentralbl Chir 110:234
29. Cooley DA, Norman JC, Reul GJ, Kidd JN, Nihill MR (1976) Surgical treatment of left ventricular outflow tract obstruction with apico-aortic valved conduit. Surgery 80:674
30. Crawford ES, Rubio PA (1973) Reappraisal of adjuncts to avoid ischemia in the treatment of aneurysms of descending thoracic aorta. J Thorac Cardiovasc Surg 66:693
31. Crawford ES, Morris GC, Myhre HO, Roehm JOF (1977) Celiac axis, superior mesenteric artery and inferior mesenteric artery occlusion: Surgical considerations. Surgery 82:856
31 a. Cruveillier J (1834) Anatomie descriptive III. Bechat-Jeune, Paris
32. Dale WA (1968) Transverse incisions for intraabdominal vascular repairs. Surg Gynecol Obstet 126:1321
33. Danese CA, Singer A (1968) Lateral approach to the popliteal artery trifurcation. Surgery 63:588
34. Dardik H, Dardik J, Veith FJ (1974) Exposure of the tibial-peroneal arteries by a single lateral approach. Surgery 75:377
35. Daro AF, Nora EG, Gollin HA, Howell RE (1959) Artery ligation in bleeding cervical cancer. Am J Obstet Gynecol 78:197
36. Daseler EH, Anson BJ (1959) Surgical anatomy of the subclavian artery and its branches. Surg Gynecol Obstet 108:149
37. De Laney TA, Gonzales LL (1971) Occlusion of popliteal artery due to muscular entrapment. Surgery 69:97
38. De Laurentis DA, Iyenga SRK (1970) Renal function and a technique for venography after left renal vein ligation. Am J Surg 120:41
39. De Palma RG, Levine StB, Feldmann St (1978) Preservation of erectile function after aortoiliac reconstruction. Arch Surg 113:958
40. Deucher F, Widmer A (1967) Speiseröhre. In: Brunner A (Hrsg) Die Eingriffe an der Brust und in der Brusthöhle. Springer, Berlin Heidelberg New York
41. Depinto DJ, Mucha StJ, Powers PC (1976) Major hepatic vein ligation necessitated by blunt abdominal trauma. Ann Surg 183:243
42. Derrick JR, Fadhli HA (1965) Surgical anatomy of the superior mesenteric artery. Am Surg 31:545
43. Edwards WH, Wright RS (1972) Current concepts in the management of arteriosclerotic lesions of the subclavian and vertebral arteries. Ann Surg 175:975
44. Elkins RC, DeMeester TR, Brawley RK (1971) Surgical exposure of the upper abdominal aorta and its branches. Surgery 70:622
45. Eßer G (1979) Zeit- und blutsparende Leberresektionen. Chirurg 50:136
46. Evans WE, Bernhard VM (1970) Tibial artery bypass for limb salvage. Arch Surg 100:477
47. Feldmann EA (1966) Injury to the hepatic vein. Ann J Surg 111:244
48. Ferguson LJ, Bergan I, Conn J, Yao IT (1975) Spinal ischemia following abdominal aortic surgery. Ann Surg 181:267
49. Ferris EJ, Vittimberga FJ, Byrne JJ, Nasbeth DC, Shapiro JH (1967) The inferior vena cava after ligation and plication. Radiology 89:1
49 a. Fischer R (1976) Die chirurgische Behandlung der Varizen. Huber, Bern Stuttgart Wien
50. Fish JC (1966) Reconstruction of the portal vein: Case report and literature review. Am Surg 32:472
51. Franke H, Irmer W (1968) Allgemeine Operationstechnik in der Thoraxchirurgie. In: Derra E (Hrsg) Handbuch der Thoraxchirurgie. Springer, Berlin Göttingen Heidelberg
52. Franke S, Urban T (1979) Ein über die V. femoralis einbringbarer intraluminärer Doppelballonkatheter zur chirurgischen Versorgung von Leberrupturen. Chirurg 50:267
53. Fullen WD, McDonough JJ, Popp MJ, Altemeier WA (1974) Sternal splitting approach for major hepatic or retrohepatic vena cava injury. J Trauma 14:903
54. Gautman HP (1968) Left atrial inferior vena cava with atrial septal defect. J Thorac Cardiovasc Surg 55:827
55. Gazzaniga AB, Colodny AH (1972) Long term survival after acute ligation of the vena cava above the renal veins. Ann Surg 175:563
56. Glinz W (1978) Thoraxverletzungen. Springer, Berlin Heidelberg New York

57. Goor DA, Lillehei CW (1975) Congenital malformations of the heart. Grune Stratton, New York San Francisco London
58. Grobler NJ (1977) Textbook of clinical anatomy, vol 1. Elsevier, Amsterdam, New York Oxford
59. Gryska PF, Darling RC, Linton RR (1964) Exposure of the entire popliteal artery through a medial approach. Surg Gynecol Obstet 118:845
60. Guida PM, Moore SW (1969) Obturator bypass technique. Surg Gynecol Obstet 128:1307
60a. Haeger K (1964) The treatment of venous ulcers of the leg. Geriatrics 19:760
61. Haimovici H, Sprayregen S, Johnson F (1972) Popliteal artery entrapment by fibrous band. Surgery 72:789
62. Hamelmann H, Seidel W (1975) Eingriffe an der Leber. In: Zenker R, Berchtold R, Hamelmann H (Hrsg) Die Eingriffe in der Bauchhöhle. Springer, Berlin Heidelberg New York
63. Harjola PT, Lahtiharju A (1968) Celic axis syndrome. Am J Surg 115:864
64. Harrison LH, Flye MW, Seigler HF (1978) Incidence of anatomical variants in renal vasculature in the presence of normal renal function. Ann Surg 188:83
65. Heaney JP, Jacobson A (1975) Simplified control of upper abdominal hemorrhage from the vena cava. Surgery 78:138
66. Heaney JR, Humphreys II GG (1948) The right thoraco-abdominal approach. Ann Surg 128:948
67. Hersaey FB, Auer A (1974) Extended surgical approach to the profunda femoris artery. Surg Gynecol Obstet 138:88
68. Hewitt RL, Brewer PhL, Drapanas Th (1970) Aortic arch anomalies. J Thorac Cardiovasc Surg 60:746
69. Heyn G, Neugebauer J, Güse D (1968) Der extraperitoneale Zugang bei Rekonstruktionen der Bauchaorta und der Beckenarterien. Zentralbl Chir 93:1161
70. Hill JD, Hetzer R (1978) Surgery of tumors of the subdiaphragmatic inferior vena cava. J Thorac Cardiovasc Surg 76:38
70a. Hilty H (1955) Die makroskopische Gefäßvariabilität im Mündungsgebiet der V. saphena magna des Menschen. Schwabe, Basel
71. Hirooka M, Kimura C (1970) Membraneous obstruction of the hepatic portion of the inferior vena cava. Arch Surg 100:656
72. Homans J (1944) Deep quiet venous thrombosis in the lower limb. Surg Gynecol Obstet 79:70
73. Huguet C, Nordlinger B, Galopin JJ, Bloch P, Gallot D (1978) Normothermic hepatic vascular exclusion for extensive hepatectomy. Surg Gynecol Obstet 147:689
74. Hunt TK, Blaisdell W, Okimoto J (1969) Vascular injuries of the base of the neck. Arch Surg 98:586
75. Imparato A, Bracco A, Kim GE, Bergmann L (1972) The hypoglossal nerve in carotid arterial reconstruction. Stroke 3:576
76. Imparato A, Geun Eun Kim, Dong Sun Chu (1973) Surgical exposure for reconstruction of the proximal part of the tibial artery. Surg Gynecol Obstet 136:453
77. Inberg MW, Ahonen J (1971) Blunt trauma to the liver and hepatic vein. Acta Chir Scand 137:93
78. Jellinger K (1967) Durchblutungsstörungen des Rückenmarkes. Wien Klin Wochenschr 79:41
78a. Junot JM (1971) Varices et leur complications: traitement chirurgical des cas difficiles. Helv Chir Acta 38:167
79. Kimura C, Matsuda S, Koie H, Hirooka M (1972) Membranous obstruction of the hepatic portion of the inferior vena cava: Clinical study of nine cases. Surgery 72:551
80. Kinman LM, Jennings EM (1963) Control of bleeding in suprapubic prostatectomy. Urology 87:887
81. Kocher Th (1903) Mobilisierung des Duodenums und Gastroduodenostomie. Zentralbl Chir 30:33
82. Krajicek M, Kramar R (1968) The lateral approach to the extracranial segment of the carotid artery. J Cardiovasc Surg 9:302
83. Kremer K, Berghaus H, Merguet H, van Dongen RJAM (1975) Arterien. In: Baumgartl F, Kremer K, Schreiber HW (Hrsg) Spezielle Chirurgie für die Praxis, Bd I, Teil 2. Thieme, Stuttgart
84. Krian A, Bircks W, Günther D, Knop U, Körfer R (1976) Herznahe Obstruktionen der unteren Hohlvene: Morphologische Besonderheiten und chirurgisches Vorgehen. Thoraxchir 24:383
85. Kyriakides GK, Najarian JS (1978) Renal transplantation and workbench surgery. In: Najarian JS, Delaney JP (eds) Vascular Surgery. Thieme, Stuttgart

86. Laub RD, Kountz SL (1964) Surgical anatomy of the pelvic blood vessels. Surg Clin North Am 44:1335

87. Laubach K, Trede M, Perera R, Saggau W (1973) Das Kompressionssyndrom der A. poplitea. Chirurg 44:74

88. Leeds FH, Gilfillan RS (1961) Revascularisation of the ischemic limb: Importance of the profunda femoris artery. Surgery 82:25

89. Ledgerwood AM, Kazmers M, Lucas ChE (1976) The role of thoracic aortic occlusion for massive hemoperitoneum. J Trauma 16:610

89 a. Leitz KH, Schmidt FC (1974) Iatrogene Arterienverletzung bei Babcockscher Venenexhairese. Vasa 3:45

90. Leitz KH (1976) Die Lungenembolie als Komplikation im weiteren postoperativen Verlauf. In: Pichlmayr R (Hrsg) Postoperative Komplikationen – Prophylaxe und Therapie. Springer, Berlin Heidelberg New York

91. Leitz KH, Freyschmidt J, Borst HG (1976) Venöse Komplikationen beim abdominalen Aortenaneurysma. Vasa 5:194

92. Leitz KH, Grögler F, Borst HG (1978) Der intraabdominale Simultaneingriff bei transperitonealen Gefäßoperationen. Zentralbl Chir 103:1091

93. Liavag I, Ekgren J (1972) Resection of the inferior vena cava above the renal veins. Acta Chir Scand 138:475

94. Lippert H (1967/69) Arterienvarietäten. Beilagetafeln zu Med Klin

95. Lobe TE, Martin EW, Cooperman M, Vasko I, Evans W (1978) Abdominal aortic surgery in the presence of a horseshoe kidney. Ann Surg 188:71

96. Longo T, Santa A (1971) A study of the ideal geometric properties of an aorto-biiliac Y-graft. J Cardiovasc Surg 12:52

97. Lord RSA, Stoney RJ, Wylie EJ (1968) Coeliac axis compression. Lancet 22:795

98. Luzsa G (1972) Röntgenanatomie des Gefäßsystems. Springer, Berlin Heidelberg New York

99. Madding GF, Lim RC, Kennedy PA (1977) Hepatic and vena caval injuries. Surg Clin North Am 57:275

100. Mansperger AR, Hearn JB, Byers RM, Fleisig N, Buston RW (1968) Vascular compression of the duodenum. Am J Surg 115:89

101. Martin P, Renwick S, Stephenson C (1968) On the surgery of the profunda femoris artery. Br J Surg 55:7

102. Martin P, Frawley JE, Barabas AP, Rosengarten DS (1972) On the surgery of atherosclerosis of the profunda femoris artery. Surgery 71:182

103. Martin P (1973) Surgery of atherosclerosis below the inguinal ligament. The value of profundaplasty. In: Allgöwer M, Bergentz SE, Calne RY, Gruber UF (eds) Progress in Surgery, vol 12. Karger, Basel, p 138

104. Martin P, Jamieson C (1974) The rationale for and measurement after profundaplasty. Surg Clin North Am 54:95

105. Mattox KL, Espada R, Beall AC (1975) Traumatic injury to the portal vein. Ann Surg 181:519

106. Mattox KL, McCollum WB, Beall AC, Jordan GL, De Bakey ME (1975) Management of penetrating injuries of the suprarenal aorta. J Trauma 15:808

107. May AG, De Weese JA, Rob CG (1969) Changes in sexual function following operation on the abdominal aorta. Surgery 65:41

107 a. May R (1974) Chirurgie der Bein- und Beckenvenen. Thieme, Stuttgart

107 b. May R, Nissel R (1975) Das phlebographische Bild der Kniekehle. In: Brunner U (Hsrg) Die Kniekehle. Huber, Bern Stuttgart Wien

108. McCaughan JJ, Memphis MD (1958) Surgical exposure of the distal popliteal artery. Surgery 44:536

109. Merendino KA (1964) The intradiaphragmatic distribution of the phrenic nerve, surgical significance. Surg Clin North Am 44:1217

110. Michels NA (1955) Blood supply and anatomy of the upper abdominal organs. Lippincott, Philadelphia Montreal

111. Milton H (1897) Mediastinal surgery. Lancet 1:872

112. Moore O, Karlan NM, Sigler L (1969) Factors influencing the safety of carotid ligation. Am J Surg 118:666

112a. Moosmann AW, Hartwell O (1964) The surgical significance of the subfascial course of the lesser saphenous vein. Surg Gynecol Obstet 118:761

113. Morris GC, De Bakey ME, Cooley DA, Crawford ES (1959) Arterial bypass below the knee. Surg Gynecol Obstet 108:321

113a. Nabatoff RA (1978) Anomalies encountered during varicose vein surgery. Arch Surg 113:586

114. Neal HS, Shearburn EW (1966) Division of the left renal vein as an adjunct to resection of abdominal aortic aneurysms. Am J Surg 113:763

115. Nunn DB, Kamal MA (1972) Bypass grafting from the thoracic aorta to femoral arteries for high aortoiliac occlusive disease. Surgery 72:749

116. Ottinger LW, Darling RC, Nathan MI, Linton RR (1972) Left colon ischemia complicating aorto-iliac reconstruction. Arch Surg 105:841

117. Oudot J (1951) La greffe vasculaire dans les thromboses du carrefour aortique. Paris Med 234

118. Pachter HL, Drager Sh, Godfrey N, Le Fleur R (1979) Traumatic injuries of the portal vein, the role of acute ligation. Ann Surg 189:383

119. Paul JG, Rhodes MB, Skow JR (1975) Renal cell carcinoma presenting as right atrial tumor with successful removal using cardiopulmonary bypass. Ann Surg 181:471

120. Pauwels RPE, Kuypers PJ (1969) Occlusions of the popliteal artery, treatment by a venous bypass. Arch Chir Neerl 21:277

121. Pilcher DB, Harmann PK, Moore EE (1977) Retrohepatic vena cava balloon shunt introduced via the sapheno-femoral junction. J Trauma 17:837

122. Piscol K (1972) Die Blutversorgung des Rückenmarkes und ihre klinische Relevanz. Springer, Berlin Heidelberg New York

123. Pringle JH (1908) Note on the arrest of hepatic hemorrhage due to trauma. Ann Surg 48:541

123a. Raivio EVL (1948) Untersuchungen über die Venen der unteren Extremitäten mit besonderer Berücksichtigung der gegenseitigen Verbindungen zwischen den oberflächlichen und tiefen Venen. Ann Med et Biol Fenniae [Suppl 4] 26

124. Raute M, Trede M (1979) Erfahrungen mit elektiven anatomischen Leberresektionen. Chirurg 50:129

125. Ravitch MM (1964) Hypogastric artery ligation in acute pelvic trauma. Surgery 56:601

126. Redtenbacher M, Karobath H (1976) Surgical exposure of the tibio fibular out flowtrack. Vasa 5:37

127. Redtenbacher M, Karobath H (1976) Gefäßrekonstruktion in die Unterschenkelgefäße mit einem neuen Zugang. Acta Chir Austriaca 8:11

128. Reich WJ, Nechtow MJ (1961) Ligation of the internal iliac arteries: A life saving procedure for uncontrollable gynecologic and obstetric hemorrhage. J Int Coll Surg 36:157

129. Reul GJ, Beall AC, Jordan GL, Mattox KL (1973) The early operative management of injuris to the great vessels. Surgery 74:862

130. Rich NM, Spencer FC (1978) Vascular trauma. Saunders, Philadelphia London Toronto, p 528

131. Rob CG (1956) Place of direct surgery in treatment of obliteration arterial disease. Br Med J 1027

132. Rob CG (1963) Extraperitoneal approach to the abdominal aorta (An analysis of 100 patients). Surgery 53:87

133. Royster ST, Lacy L, Marks RA (1974) Abdominal aortic surgery and the left renal vein. Am J Surg 127:552

134. Saletta JD, Lowe RJ, Lim LT, Thornton J, Delk S, Moss G (1976) Penetrating trauma of the neck. J Trauma 16:579

135. Scharfetter H (1967) Ligatur der unteren Hohlvene zwischen den Mündungen der Lebervenen und der Nierenvenen. Ergeb Chir Orthop 50:106

136. Schaudig A (1975) Der Bauchschnitt. In: Zenker R, Berchtold R, Hamelmann H (Hrsg) Die Eingriffe in der Bauchhöhle. Springer, Berlin Heidelberg New York, S 20

137. Schlosser V, Blümel J, Spillner G (1972) Die Querlaparotomie als Zugangsweg in der rekonstruktiven Gefäßchirurgie. Chirurg 43:482

138. Schmid HH (1913) Lungenembolieoperation. Verh Dtsch Ges Chir 42:101

139. Schmitz W (1978) Thorakale Aneurysmen. In: Borst HG, Klinner W, Senning A (Hrsg) Herz und herznahe Gefäße. Springer, Berlin Heidelberg New York

139a. Schobinger RA (1975) Bedeutung einer persistierenden V. femoropoplitea. In: Brunner U (Hrsg) Die Kniekehle. Huber, Bern Stuttgart Wien

136   Literatur

140. Schrock T, Blaisdell FW, Mathewson CJ (1978) Management of blunt trauma to the liver and hepatic veins. Arch Surg 96:698
141. Schulze-Bergmann G (1977) Das Kompressionssyndrom der A. brachialis. VASA 6:30
142. Senning A (1973) Nierengefäße. In: Mayor G, Zingg EJ (Hrsg) Urologische Operationen. Thieme, Stuttgart
143. Shafiróff BGP, Grillo EB, Baron H (1959) Bilateral ligation of the hypogastric arteries. Am J Surg 98:34
144. Shumacker HB (1972) Midline extraperitoneal exposure of the abdominal aorta and iliac arteries. Surg Gynecol Obstet 135:791
145. Shumacker HB (1973) Carotid axillary bypass grafts for occlusion of the proximal portion of the subclavian artery. Surg Gynecol Obstet 136:447
146. Sigel A, Schmidt Th: Grundzüge urologischer Chirurgie. In: Zenker R, Deucher F, Schink W (Hrsg) Chirurgie der Gegenwart. Urban & Schwarzenberg, München Wien Baltimore
147. Smith K, Ben-Menachem Y, Duke JH, Hill GL (1976) The superior gluteal: An artery at risk in blunt pelvic trauma. J Trauma 16:273
148. Spieler U, Rainer K, Brunner U (1975) Arteriosklerotische Stenosen und Verschlüsse in der regio poplitea. In: Brunner U (Hrsg) Die Kniekehle. Huber, Bern Stuttgart Wien
149. Stanley J, Fry WJ (1971) Median arcuate ligament syndrome. Arch Surg 103:252
150. Staubesand J (1975) Angiologische Aspekte zur Anatomie der Kniekehle. In: Brunner U (Hrsg) Die Kniekehle. Huber, Bern Stuttgart Wien
151. Stewart JR, Kincaid OW, Edwards JE (1964) An atlas of vascular rings and related malformations of the aortic arch system. Thomas, Springfield
152. Sweet RH (1954) Thoracic surgery. Saunders, Philadelphia
153. Symbas PN (1974) Surgical anatomy of the great arteries of the thorax. Surg Clin North Am 54:1303
154. Szilagyi DE, Whitcomb JG, Smith R (1959) Anteromedial approach to the popliteal artery for femoropopliteal arterial grafting. Arch Surg 78:647
155. Szilagyi DE, Smith R, Elliott J (1969) Temporary transsection of the left renal vein: a technical aid. Surgery 65:32
156. Szilagyi DE, Rian R (1972) The celiac artery compression syndrome: Does it exist? Surgery 72:849
157. Testas P, Bén Ichov J, Benhamov M, Chanzy M (1977) Vascular exclusion in surgery of the liver. Am J Surg 133:692
158. Thomas VT (1970) Surgical implications of retroaortic left renal vein. Arch Surg 100:738
159. Tiefenbrun J, Beckermann M (1975) Surgical anatomy in bypass of the distal part of the lower limb. Surg Gynecol Obstet 141:528
160. Timm D, Leitz KH, Borst HG (1975) Rückenmarksschädigung beim hohen Aortenverschluß. Thoraxchir 23:333
161. Turpin J, State D, Schwartz A (1977) Injuries to the inferior vena cava and their management. Am J Surg 134:25
162. Tyson RR, Reichle F (1970) Technique of femorotibial bypass. Surgery 68:730
163. Vaas F (1977) Die Erweiterungsplastik der A. profunda femoris mit Hilfe eines Venenpatch. Vasa 6:72
164. Vogt U (1973) Zur Bedeutung obturierender Prozesse in zuführenden Hirngefäßen. Thieme, Stuttgart
165. Vollmar J, Coerper HG, Haubrich H (1964) Chronische Verschlußprozesse der Kniekehlenschlagader. Möglichkeiten und Grenzen ihrer chirurgischen Therapie. Langenbecks Arch Klin Chir 307:1
166. Vollmar J (1974) Mißbildungen der Bein- und Beckenvenen. In: May R (Hrsg) Chirurgie der Bein- und Beckenvenen. Thieme, Stuttgart, S 219
167. Vollmar J (1975) Rekonstruktive Chirurgie der Arterien. Thieme, Stuttgart
168. Vollmar J (1976) Zur Arbeit: Surgical exposure of the tibio fibular out flowtrack. Vasa 5:269
169. Von der Emde J, Weidenbecher A, Eigner K (1976) Arrosionsblutung nach Tracheotomie. Chirurg 47:524
170. Vossschulte K, Stiller H (1959) Anwendung der medianen Sternotomie in der intracardialen Chirurgie und bei Emobolektomie. Thoraxchir 7:239

171. Wayne ER, Burrington JD (1972) Duodenal obstruction by the superior mesenteric artery in children. Surgery 72:762
172. Weber H, Gumrich H, Klotz E (1979) Beitrag zur arterio-mesenterialen Duodenalkompression. Chirurg 50:503
173. Weinstein MH, Machleder HI (1975) Sexual function after aorto-iliac surgery. Ann Surg 181:787
174. Yellin AE, Chaffee CB, Donovan AJ (1971) Vascular isolation in treatment of iuxtahepatic venous injuries. Arch Surg 102:566

Sachverzeichnis

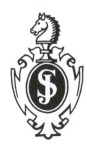

Springer AV-Lehr-programm

Mikrochirurgie bei Unfällen

**Eine Videoproduktion über Groß- und Klein-
replantationen und mikrovasculär gestielte Gewebe-
transplantation**

von L. Zwank, P. Hertel, P. Hesoun, L. Schweiberer

Herstellung: Springer-Verlag Berlin Heidelberg
New York
in Zusammenarbeit mit Film Design, Wiesbaden, 1980
Technische Daten: Farbe, 19 min., Videokassetten
(VCR, VCR-Longplay, Video 2000, VHS, Beta, U-matic),
Filmkopien auf Anfrage
Sprachfassungen: deutsch, englisch
Preis pro Kassette: DM 395,–

Inhaltsübersicht:
Funktion von Gliedmaßen nach Amputationen, Kom-
pensationsmechanismen. Operativer Ablauf von Groß-
und Kleinreplantationen, mikrochirurgische Technik.
Nachbehandlung. Kosmetische und funktionelle Ergebnisse nach Groß- und Kleinreplantationen. Maßnah-
men nach Amputationsunfällen. Verpackung und
Transport der Amputate. Erweiterte mikrochirurgische
Technik: mikrovasculär gestielte Gewebetransplanta-
tion zum Daumenersatz und zur Deckung von Weich-
teildefekten. Soziale Aspekte der Replantationschirurgie.

Die Replantationschirurgie hat in den letzten Jahren
große Fortschritte gemacht. Mit Hilfe der mikrochirur-
gischen Technik, wie sie u. a. an der Chirurgischen
Universitätsklinik Homburg/Saar entwickelt wurde, ist
es heute möglich, total und subtotal amputierte Gliedmaßen zu erhalten.
Sachgerechtes Handeln nach dem Unfall und sofortige
operative Versorgung, aber ebenso spätere mikrochirur-
gisch-rekonstruktive Eingriffe können befriedigende
funktionelle Ergebnisse sichern.
Auch unter sozialen Aspekten ist der Aufwand zur Erhaltung verletzter Extremitäten gerechtfertigt.

Auslieferung über den Buchhandel.
Vertrieb: Springer-Verlag, AV-Medien, Heidelberger
Platz 3, D-1000 Berlin 33

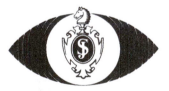

Springer-Verlag
Berlin
Heidelberg
New York

CPSIA information can be obtained at www.ICGtesting.com
Printed in the USA
LVOW021302210413

330169LV00004B/140/P